名医话健康系列　　　　　　　　全国 27 位名院名医联手打造

# 名医教你
# 做孩子最好的按摩师

温玉波　　成泽东　主编

健康养生堂编委会　编著

U0341289

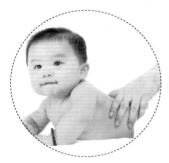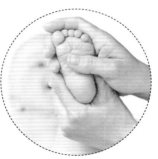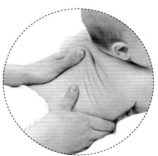

江苏科学技术出版社　　凤凰含章

# 健康养生堂编委会成员

（排名不分先后）

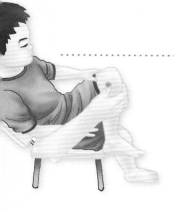

序

孩子一旦生病了，大多数父母会选择马上带他们去医院就诊。那么小的孩子，整天打针吃药，饱受疾病的折磨，该有多受罪啊。父母都恨不得能替孩子生病、吃药，甚至打针输液。而且，很多父母可能都有过这种经历，孩子小病小痛，去儿童医院看病，人太多不说，去过几次就会发现医生的处方也很相似，而且大家也都很清楚，药物治疗一来可能产生副作用，二来产生疗效也需要一定的时间。看着自己的心肝宝贝受罪，哪个父母能不心疼呢？

其实，如果把中国传统医学宝库中最弥足珍贵的"小儿经络按摩"推广到千家万户，让孩子们从生下来起就个个健康强壮，那么父母就不用眼看着孩子受罪了。在小儿经络按摩的理论和实践经验中，蕴涵了中国几千年来传统医术的精髓，可以说是一种绿色无副作用的辅助治疗方法。而且十分易懂易学。小儿推拿不仅可以让您的心肝宝贝卧在床上，舒舒服服地接受治疗，而且，不会产生任何后遗症。

为了让每位父母都能成为孩子的按摩师，本书从父母的需求出发，在阐述儿童生理分期及其特点的基础上，主要介绍了小儿常见病、五官科疾病、皮肤疾病、运动系统疾病、神经系统疾病，并运用简洁清晰的图解形式为您提供了针对病症的按摩手法，让广大父母一看就懂，一学就会。同时，本书还介绍了针对各种疾病的日常护理法与食疗法，以辅助父母对孩子进行日常护理。最后，本书根据孩子的生活、学习特点，为孩子们制定了专门的中医日常保健养生法和体质保健养生法，以帮助孩子改善体质、增强免疫力。

另外，在掌握基本按摩常识的基础上，父母通过按摩还可以了解孩子的身体健康状况，对孩子日常生活中所得的一些小病加以医治，不但能让孩子在父母温暖、舒服的抚摩中感受到爱，从而增进彼此的感情，而且还能最大限度地避免在医疗上的"过度消费"，实现用最少的投入获得最大的健康收益。

我们相信，广大父母如果掌握了这些按摩手法，不仅可以帮助孩子摆脱日常疾病的困扰，还能让孩子经络畅通、气血旺盛，吃得好、睡得着、长得快、身体棒，让孩子们健健康康、快快乐乐地成长发育。

本书实用性、操作性强，使读者能够轻松读、简单学，很值得作为家庭健康的必备书籍。

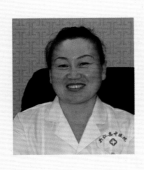

**温玉波**
贵州省兴仁县中医院院长
北京亚健康防治协会常务理事
中医针灸专家
中医世家的第四代传人

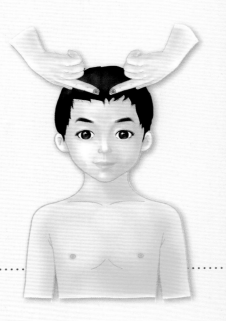

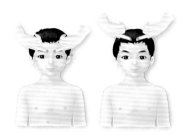

## Chapter 1

## 解开孩子的身体密码

## Chapter 2

## 人体经络与儿童按摩

## Chapter 3

## 儿童经络按摩实用奇穴

## Chapter 4 调节儿童日常健康的按摩保健法

## Chapter 5 儿童常见病症的按摩治疗法

## Chapter 8 儿童脏腑疾病的按摩治疗法

## Chapter 9 儿童神经系统疾病的按摩治疗法

## Chapter 10 儿童急症的救命稻草

## Chapter 11 儿童体质养生按摩保健法

# 阅读导航

我们在本书中特别设计了阅读导航这个单元，对内文中各个部分的功能以及特点逐一作出说明。衷心希望可以为您在阅读本书时提供最大的帮助。

## 1 基础知识

关于对治疾病最基本的知识，都浓缩在短短的一小节之内，使您快速掌握想要学习的内容。

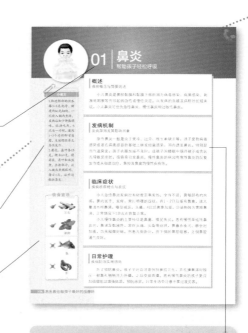

### 序号与标题

清晰地标示出本小节在全书中的位置，以及为您提示本节的主要内容。

### 经典偏方

针对本疾病的偏方推荐，助您进行健康食疗。

### 饮食须知

用图片展示出患病时宜忌的食物，清楚、明了，一看便知。

### 浓缩内文

通过各版块内容的阐述，快速掌握对治疾病的来龙去脉。

## 2 彩色图解

通过经典的彩色图解展示，可以更清楚直观地认识针对本疾病的特效穴位。

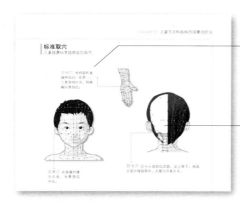

### 牵线说明

以牵线文字的形式更直观、精确地标示特效穴的位置。

### 标准挂图

每次取穴都配以人体标准穴位图。

# 3 按摩方法

对症按摩的流程详解，让您轻松掌握。

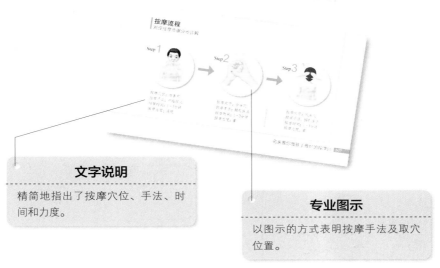

## 文字说明

精简地指出了按摩穴位、手法、时间和力度。

## 专业图示

以图示的方式表明按摩手法及取穴位置。

# 4 特别放送

在正文前为您准备了儿童十二经脉图解展示、病变特征和穴位主治详情，衷心为您孩子的健康提供超值大放送。

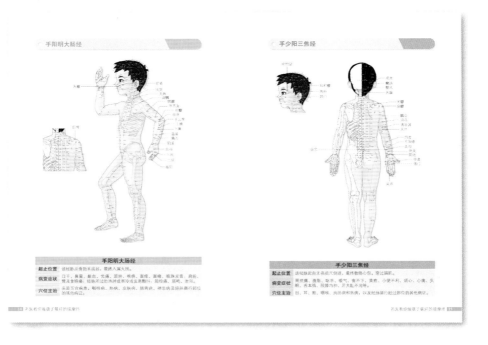

# 儿童十二经脉图解展示

作为儿童按摩的基础，经络分为经脉和络脉，其中十二经脉更是经络系统的主体。因此，为了使读者更清楚地理解儿童按摩理论，本书专门设计了鉴赏页，以图文结合的形式对十二经脉加以介绍，以便于读者学习实践。

## ○ 手太阴肺经

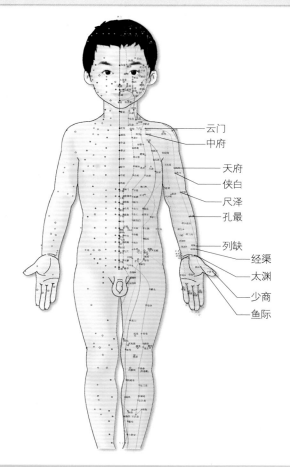

云门
中府
天府
侠白
尺泽
孔最
列缺
经渠
太渊
少商
鱼际

### 手太阴肺经

| | |
|---|---|
| **起止位置** | 该经脉起自腹部，终止于手掌大鱼际外缘出拇指桡侧端 |
| **病变症状** | 胸部满闷、咳嗽、气喘、锁骨上窝痛、心胸烦满、小便频数、肩背及上肢前边外侧发冷、麻木酸痛等 |
| **穴位主治** | 咳嗽、气喘、咳血、咽喉痛等肺系疾患，及经脉循行部位的其他病症 |

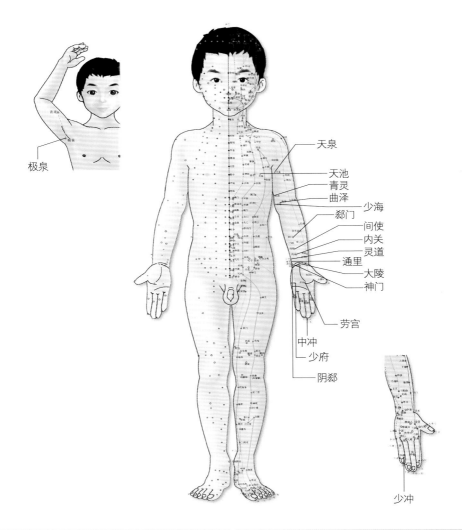

极泉

天泉
天池
青灵
曲泽
少海
郄门
间使
内关
灵道
通里
大陵
神门
劳宫
中冲
少府
阴郄

少冲

| 手厥阴心包经 | |
|---|---|
| 起止位置 | 该经脉起至胸中，终止于中指末端中冲穴 |
| 病变症状 | 手心热、肘臂屈伸困难、腋下肿、胸胁胀闷、心痛、心烦、面红、目黄、喜笑无常等 |
| 穴位主治 | 心痛、心悸、胸痛、胃痛、呕吐、热病、烦躁、癫狂、痫证、腋肿、肘挛、臂痛等症 |

| 手少阴心经 | |
|---|---|
| 起止位置 | 该经脉起至心中，终止于少冲穴处与手太阳小肠经相接 |
| 病变症状 | 咽干、渴而欲饮、胁痛、手臂内侧疼痛、掌中热痛、心痛、心悸、失眠、神志失常等 |
| 穴位主治 | 心、胸、神志及经脉循行部位的其他病症，如心痛、心悸、癫病、胸痛、热病、舌强不语等症 |

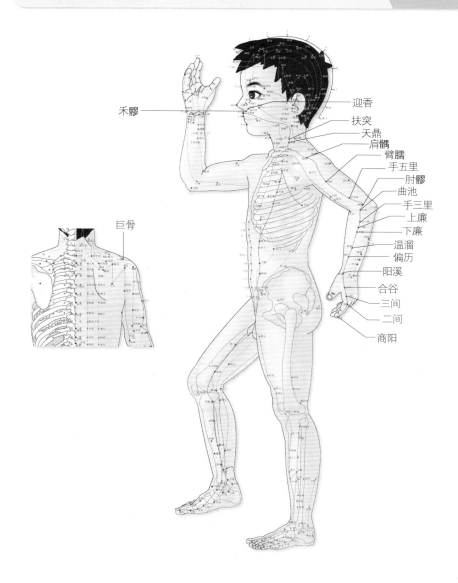

禾髎

巨骨

迎香
扶突
天鼎
肩髃
臂臑
手五里
肘髎
曲池
手三里
上廉
下廉
温溜
偏历
阳溪
合谷
三间
二间
商阳

## 手阳明大肠经

| 起止位置 | 该经脉从食指末端起，最终入属大肠 |
|---|---|
| 病变症状 | 口干、鼻塞、衄血、齿痛、颈肿、喉痹、面痒、面瘫、眼珠发黄；肩前、臂及食指痛；经脉所过处热肿或寒冷或发寒颤抖；肠绞痛、肠鸣、泄泻 |
| 穴位主治 | 头面五官疾患，咽喉病、热病、皮肤病、肠胃病、神志病及经脉循行部位的其他病症 |

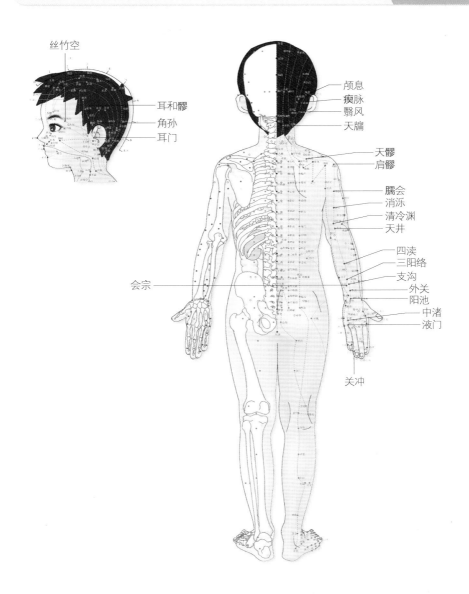

丝竹空
耳和髎
角孙
耳门

颅息
瘈脉
翳风
天牖

天髎
肩髎

臑会
消泺
清冷渊
天井

四渎
三阳络
支沟
外关
阳池
中渚
液门

会宗

关冲

## 手少阳三焦经

| 起止位置 | 该经脉起自无名指尺侧端，最终散络心包，穿过膈肌 |
|---|---|
| 病变症状 | 胃脘痛、腹胀、呕恶、嗳气、食不下、黄疸、小便不利、烦心、心痛、失眠、舌本强、股膝内肿、足大趾不用等 |
| 穴位主治 | 目、耳、颊、咽喉、胸胁病和热病，以及经脉循行经过部位的其他病症 |

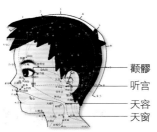

颧髎
听宫
天容
天窗

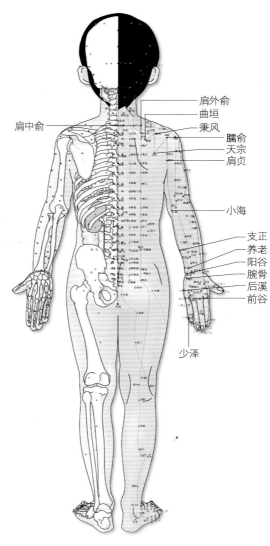

肩外俞
曲垣
秉风
臑俞
天宗
肩贞

肩中俞

小海

支正
养老
阳谷
腕骨
后溪
前谷

少泽

| 手太阳小肠经 | |
|---|---|
| 起止位置 | 该经脉起自手小指尺侧端，最终入属小肠 |
| 病变症状 | 咽痛、下颌肿、耳聋、中耳炎、眼痛、头痛、扁桃体炎、失眠、落枕、肩痛、腰扭伤、目黄、肩部或上肢后边内侧本经脉经过处疼痛等 |
| 穴位主治 | 肩背、颈椎、脸部、耳朵等部位的疾病 |

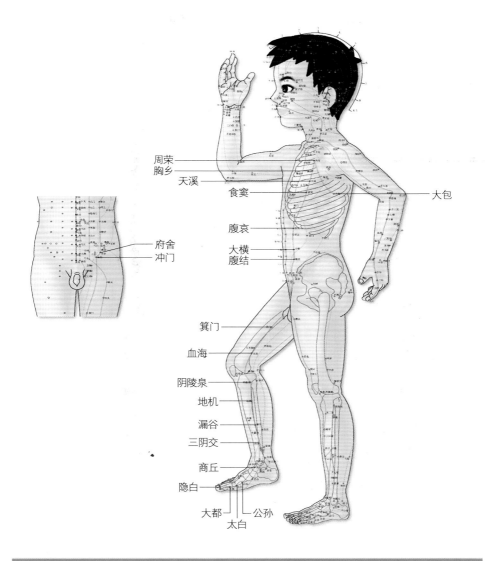

周荣
胸乡
天溪
食窦
大包
腹哀
大横
腹结

府舍
冲门

箕门
血海
阴陵泉
地机
漏谷
三阴交
商丘
隐白
大都
公孙
太白

| 足太阴脾经 | |
|---|---|
| **起止位置** | 该经脉起于足大趾内侧端隐白穴，最后连舌本，散舌下 |
| **病变症状** | 腹胀、便溏、下痢、胃脘痛、嗳气、身重无力、舌根强痛、下肢内侧肿胀等脾经失调所引发的疾病 |
| **穴位主治** | 脾胃病、前阴病及经脉循行部位的其他病症。如胃脘痛、食则呕、嗳气、腹胀、便溏、黄疸、身重无力、舌根强痛、下肢内侧肿胀、厥冷、足大趾运动障碍等症 |

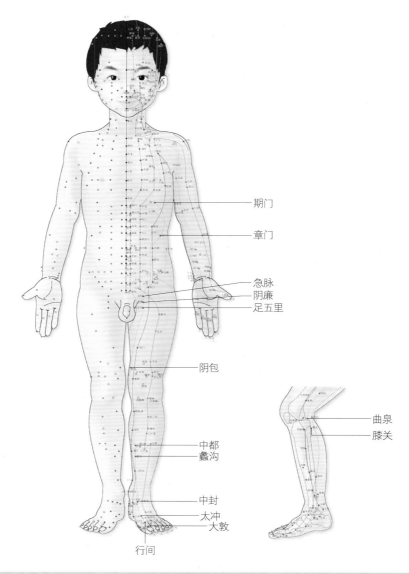

期门

章门

急脉
阴廉
足五里

阴包

曲泉
膝关

中都
蠡沟

中封
太冲
大敦

行间

| 足厥阴肝经 | |
|---|---|
| **起止位置** | 该经脉起于足大趾爪甲后丛毛处，最后上行与督脉会于头顶部 |
| **病变症状** | 腰痛不可以俯仰、胸胁胀满、少腹疼痛、疝气、巅顶痛、咽干、眩晕、口苦、情志抑郁或易怒 |
| **穴位主治** | 肝胆病症，泌尿生殖系统、神经系统、眼科疾病和本经经脉所过部位的疾病。如胸胁痛、疝气、遗尿、小便不利、遗精、头痛目眩、下肢痹痛等症 |

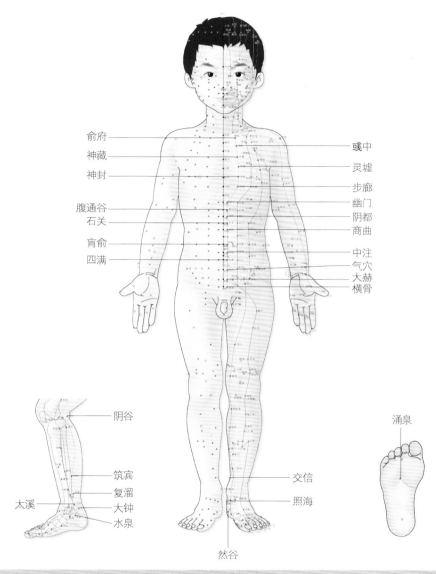

俞府
神藏
神封
腹通谷
石关
肓俞
四满

彧中
灵墟
步廊
幽门
阴都
商曲
中注
气穴
大赫
横骨

阴谷

筑宾
复溜
大钟
水泉

太溪

交信
照海

涌泉

然谷

## 足少阴肾经

| | |
|---|---|
| **起止位置** | 该经脉起于足小趾下，最后沿喉咙到舌根两旁 |
| **病变症状** | 妇科、前阴、肾、肺、咽喉等处病症。如月经不调、阴挺、遗精、小便不利、水肿、便秘、泄泻，以及经脉循行部位的病变 |
| **穴位主治** | 泌尿生殖系统、神经精神方面、呼吸系统、消化系统和循环系统的某些病症，以及本经脉所经过部位的病症 |

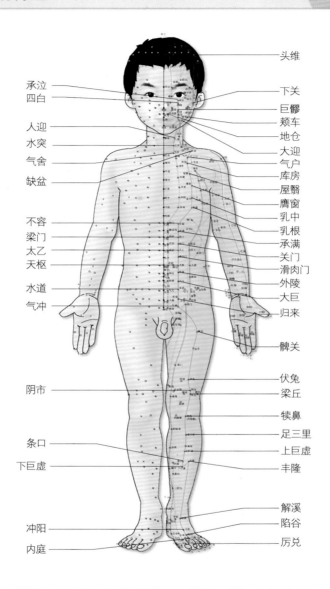

承泣
四白
人迎
水突
气舍
缺盆
不容
梁门
太乙
天枢
水道
气冲
阴市
条口
下巨虚
冲阳
内庭

头维
下关
巨髎
颊车
地仓
大迎
气户
库房
屋翳
膺窗
乳中
乳根
承满
关门
滑肉门
外陵
大巨
归来
髀关
伏兔
梁丘
犊鼻
足三里
上巨虚
丰隆
解溪
陷谷
厉兑

| 足阳明胃经 | |
|---|---|
| 起止位置 | 该经脉起于鼻翼旁，最终沿发际，到额前 |
| 病变症状 | 肠鸣腹胀、腹痛、胃痛、腹水、呕吐或消谷善饥、口渴、咽喉肿痛、鼻衄、胸部及膝髌等本经循行部位疼痛、热病、发狂等症 |
| 穴位主治 | 肠胃等消化系统、神经系统、呼吸系统、循环系统某些病症和咽喉、头面、口、牙、鼻等器官病症，以及本经脉所经过部位之病症 |

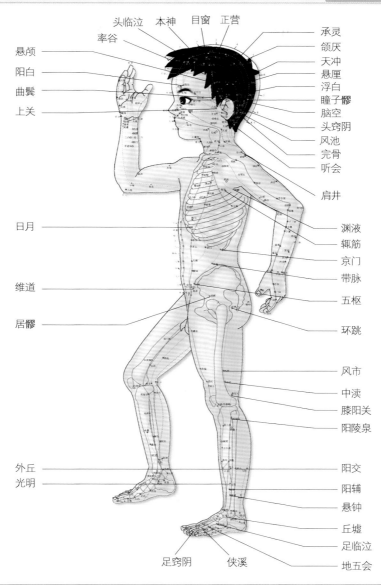

头临泣　本神　目窗　正营

率谷

悬颅

阳白

曲鬓

上关

承灵
颔厌
天冲
悬厘
浮白
瞳子髎
脑空
头窍阴
风池
完骨
听会

肩井

日月

渊液
辄筋
京门
带脉

五枢

环跳

维道

居髎

风市
中渎
膝阳关
阳陵泉

外丘
光明

阳交
阳辅
悬钟
丘墟
足临泣

足窍阴　　侠溪

地五会

| 足少阳胆经 | |
| --- | --- |
| **起止位置** | 该经脉起于外眼角（瞳子），终止于足第四趾外侧端足窍阴穴 |
| **病变症状** | 寒热、口苦、胁痛、偏头痛、外眼角痛、颈及锁骨上窝肿痛，腋下淋巴结肿大，股、膝、小腿外侧疼痛及第四足趾运动障碍 |
| **穴位主治** | 头、眼、耳、鼻、喉、胸胁等部位病症，肝胆、神经系统疾病，发热病，以及本经所过部位的病症 |

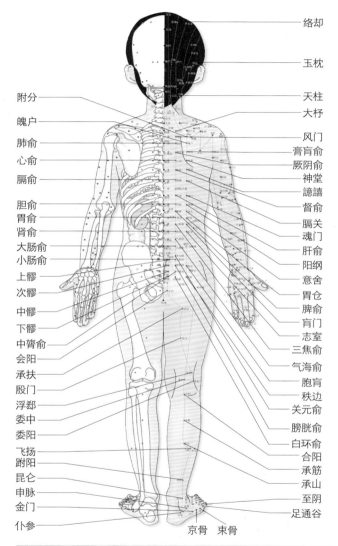
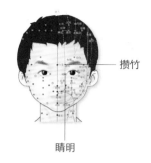
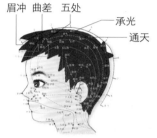

络却
玉枕
天柱
大杼
风门
膏肓俞
厥阴俞
神堂
譩譆
督俞
膈关
魂门
肝俞
阳纲
意舍
胃仓
脾俞
肓门
志室
三焦俞
气海俞
胞肓
秩边
关元俞
膀胱俞
白环俞
合阳
承筋
承山
至阴
足通谷

附分
魄户
肺俞
心俞
膈俞
胆俞
胃俞
肾俞
大肠俞
小肠俞
上髎
次髎
中髎
下髎
中膂俞
会阳
承扶
殷门
浮郄
委中
委阳
飞扬
跗阳
昆仑
申脉
金门
仆参

京骨　束骨

攒竹

睛明

眉冲　曲差　五处
承光
通天

## 足太阳膀胱经

| | |
|---|---|
| **起止位置** | 直行本脉起于目内眦睛明穴，最后入属膀胱 |
| **病变症状** | 头、项痛，头、项强痛，眼痛多泪，鼻塞，流涕，流鼻血，痔疮，经脉所过的背、腰、骶、大腿后侧、腘窝、腓肠肌等处疼痛，足小趾不能运用，疟疾、癫狂等 |
| **穴位主治** | 泌尿生殖系统、精神神经系统、呼吸系统、循环系统、消化系统的病症及本经所过部位的病症。如癫痫、头痛、目疾、遗尿、小便不利及下肢后侧部位的疼痛等症 |

# Chapter 1
# 解开孩子的身体密码

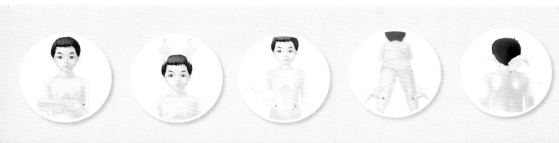

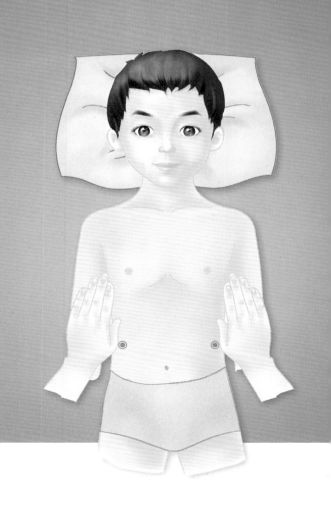

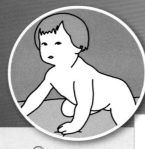

# 01 | 儿童的年龄分期
儿童生长发育过程的阶段划分

一般而言，全身各系统的发育按自上而下的次序进行。头部发育最早，特别是出生后第一年，脑的发育最快。下肢发育的开始及停止则较迟，而身高及体重在乳幼儿期及青春期会有两次高速的增长。神经系统和淋巴系统在10岁前发育较快，到10岁以后则速度减慢。

- 胎儿期
  从受孕到分娩共40周。
- 新生儿期
  从出生到满28天。
- 婴儿期
  从出生28天后到满1周岁。
- 幼儿期
  从1～3周岁。
- 幼童期
  从3～6周岁。
- 儿童期
  从6～13周岁。
- 青春期
  女孩一般从13周岁到18周岁，男孩一般从14周岁到20周岁。

## 概述
儿童期七大阶段

儿童期（广义），是指从受精卵开始至骨骼生长停止、心理发育基本成熟，在这个时期内，人体处于不断生长之中，这个生长过程是连续的，且表现出一定的阶段性。根据儿童生长发育的特点和不同发育阶段的主要任务，其生长过程一般可划分为七个阶段：胎儿期、新生儿期、婴儿期、幼儿期、幼童期、儿童期（狭义）、青春期。

作为人生发育的最重要的阶段，儿童期每一生长阶段的生理、心理、病理特点均与其他阶段不同，与成人更有明显区别。其形体、生理功能随着生长将会发生几次量变到质变的飞跃。

## 儿童期的生长
儿童各阶段特点简析

| 阶段名称 | 发育特点 |
| --- | --- |
| 胎儿期 | 完全依靠母体生存，胎儿的各个系统逐步分化形成，母亲的健康对胎儿的生长发育影响巨大。 |
| 新生儿期 | 开始呼吸和调整血液循环，依靠自己的消化系统摄取营养和泌尿系统排泄代谢产物。形体与体重增长迅速，大脑皮质主要处于抑制状态，兴奋度低。 |
| 婴儿期 | 生长发育非常快，对营养的要求非常高，多为母乳或牛乳喂养，可适当增加辅助食品。 |
| 幼儿期 | 体格增长较前一段时间减慢，生理功能日趋完善，乳牙逐渐出齐，语言能力发展迅速。 |
| 幼童期 | 体格生长速度减缓，而神经系统发育迅速，语言能力进一步提高，理解和模仿能力增强。 |
| 儿童期 | 体重增长加快，更换乳牙，除生殖系统外，其他身体器官发育接近成人水平，身体营养需求旺盛。 |
| 青春期 | 生殖系统发育迅速，体格增长快，身高增长明显，第二性征显现，心理和生理变化明显。 |

## 分期图解
儿童期各阶段分步详细图解

**胎儿期**

　　母亲的身体若是受到物理或药物损伤、感染、营养缺乏、心理创伤、疾病等因素影响，会直接影响胎儿的正常发育，严重者可导致流产、死胎、胎儿先天性疾病或生理缺陷等。

**新生儿期**

　　新生儿患病死亡率高，如早产、畸形、窒息、胎黄、脐风、惊风等都可导致新生儿患病死亡，这多与分娩以及护理不当有关系。

**婴儿期**

　　此时的婴儿脏腑娇嫩，形气未充，抗病能力较弱。恶心、呕吐、腹泻、营养不良及感染性疾病易发作。

**幼儿期**

　　饮食不当有可能会引起厌食、呕吐、腹泻以及营养不良等病症，且急性传染病的患病概率增加。

**幼童期**

　　此时的幼童活泼好动，但又对未知危险没有防范能力，常会导致中毒、溺水、摔伤等意外事故的发生。

**儿童期**

　　对疾病的抵抗能力进一步增强，学龄儿童的近视发病率大大增加，龋齿、肾病综合征、哮喘、风湿等疾病发病率提高。

**青春期**

　　生长旺盛会带来痤疮、第二性征发育异常等疾病。

## 影响因素
儿童体格发育区别的原因

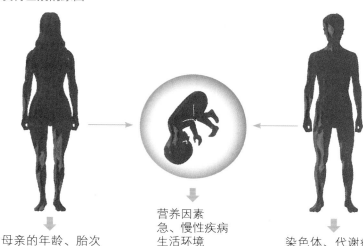

母亲的年龄、胎次
等先天因素

营养因素
急、慢性疾病
生活环境
锻炼和运动

染色体、代谢疾病
等遗传因素

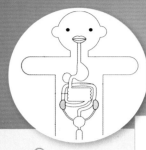

# 02 | 儿童生理病理特点
儿童生长发育特征详述

## 儿童的生理特点
中医对儿童生理的综合阐述

（1）脏腑①娇嫩，形气②未充。

释义：五脏六腑稚嫩柔弱而不成熟，四肢百骸、肌肉筋骨、精血津液等形体结构以及肺气、脾气等机体的各种生理功能活动相对不足，以肺、脾、肾最为突出。

特点：稚阴稚阳③，即机体柔嫩、经脉未盛、气血未充、神气怯弱、脾胃薄弱、肾气未满、精气未足、筋骨未坚，阴长而阳充，互相生长。

（2）生机勃勃，发育迅速。

释义：儿童在发育过程中，无论是体格、智力，还是脏腑功能，均不断趋向完善与成熟，年龄越小，生长发育的速度也越快，如旭日初升、草木方萌、蒸蒸日上、欣欣向荣。

特点：纯阳，即正常儿童是有阳无阴或阳亢阴亏的盛阳之体，生机旺盛、蓬勃发展，对水谷精细物质的需求更为迫切。

## 儿童的病理特点
中医对儿童病理的综合阐述

（1）发病容易，转变迅速。

释义：由于儿童脏腑娇嫩，患病时邪气嚣张而壮热，且因其神气怯弱，故邪易深入，且儿童得病之后，病情有变化迅速的特点，其寒热虚实，容易相互转化或同时出现。

特点：易虚易实，易寒易热，即儿童一旦患病，邪气易实而正气易虚，同时由于"稚阴未长"，故易呈阴伤阳亢，表现热的证候，而由于"稚阳未充"，机体脆弱，尚有容易呈现阳气衰脱的一面，而表现出阴寒的证候。

（2）脏气④清灵，易趋健康。

释义：由于儿童生机勃勃、活力充沛，所以其患病虽有病情易转恶化的一面，但由于脏气清灵，反应敏捷的特点，加之病因单纯，又少七情之害、色欲之伤，因而在患病之后，如能及时治疗和恰当护理，则病情易好转，容易较快恢复健康。

特点：随拨随应，即身体较为容易地恢复健康。

## 经典论述

《颅囟经·脉法》说："凡孩子三岁以下，呼为纯阳，元气未散。"意思是小儿先天所禀之元阴元阳未曾耗散，生命力如旭日之初生，生机蓬勃。清代医家吴鞠通则认为小儿"稚阳未充，稚阴未长者也。"意为小儿在生理功能方面，是幼稚娇嫩、未曾完善的，随着年龄增长，才能逐渐成熟。

## 专有名词释义

①脏腑
五脏为心、肝、脾、肺、肾，六腑为小肠、胆、胃、大肠、膀胱和三焦。

②形气
形体结构、精血津液和气化功能。

③稚阴稚阳
指小儿在物质基础与生理功能上都是幼稚和不完善的，需要不断生长发育。

④脏气
即五脏之气，指五脏的机能活动。

## 人体五脏六腑
五脏六腑及其功能图释

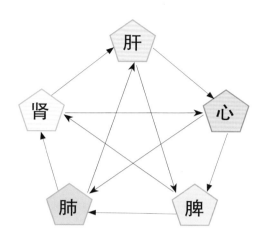

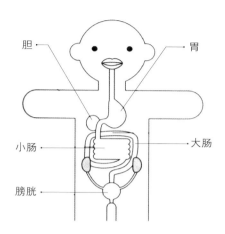

五脏：心、肝、脾、肺、肾。

五脏主要负责藏气血、津液、精气等微营养物质。

六腑：小肠、胆、胃、大肠、膀胱和三焦。

六腑主要负责食物的消化、吸收、输送和排泄。

## 儿童的生理与病理
儿童生理与病理的关联解析

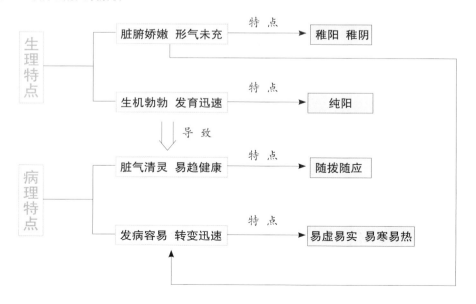

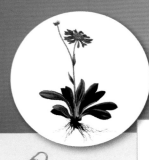

# 03 | 中医与儿童疾病
中国传统医学对于儿童疾病防治的应用

📎
## 中医的历史演变

在春秋战国时期，中医理论已经基本形成，出现了解剖和医学分科，已经采用"四诊"诊病。西汉时期，医学家们开始用"阴阳五行"解释人体生理。东汉，张仲景总结了"中医八法"，华佗则以精通外科手术和麻醉名闻天下。唐代，孙思邈总结前人的理论与经验，收集5000多个药方，并采用辨证治疗。两宋时期，宋政府设立翰林医学院，医学分科接近完备。金元以降，中医开始没落。

## 四诊

● 望
观察病人外部的神、色、形、态。

● 闻
听病人的声音、闻病人身上的气味。

● 问
询问病人或家属主观症状及演变过程。

● 切
用手触按病人身体以了解病情。

## 中医
中医的基本含义与理论依据

中医，即中国传统医学，是研究人体生理、病理以及疾病的诊断和防治等的一门学科。它是中国古代人民几千年来与疾病作斗争的过程中，通过长期医疗实践逐步形成并发展的医学理论体系。

与世界其他传统医学相比，中医主要是以阴阳五行作为其理论基础，通过望、闻、问、切四诊合参的方法，探求疾病的病因、病性、病位，分析病机及人体内五脏六腑、经络关节、气血津液的变化、判断邪正消长，进而得出病名，归纳出证型，并以辨证论治的原则，通过中药、针灸、按摩、拔罐、气功、食疗等多种治疗手段，最终使人体康复。

## 中医与儿童疾病
中医疗法对于儿童疾病的应用概述

作为一门历史悠久的学科，中医不仅对一些成人常见疾病有所疗效，在儿童医疗诊治方面更积累了大量的临床经验。尤其与西医的打针、输液、服用西药相比，中医疗法，特别是经络按摩疗法不会给孩子造成新的伤口，从而杜绝了伤口感染的可能性，减轻了孩子的疼痛，同时帮助父母解决了孩子不喜欢吃苦药的问题，让孩子轻轻松松得治病，再也无须担心药物可能产生的毒副作用。

## 中医四诊
中医调查了解疾病的四种方法

四诊，即望、闻、问、切，在中医学理论中，这是调查了解疾病的四种诊断方法，也是中医诊病的基本理论。在临床运用时，必须将它们有机地结合起来，才能全面而系统地了解病情，以作出正确的判断。

在中医四诊中，望诊位居首位，是一种运用视觉对病人全身和局部的神、色、形、态等进行有目的的观察进而诊断疾病的方法，其中包括了望颜面、察指纹、望五官、察二便等内容。

## 望诊之望颜面
人体面色与疾病的具体关联

颜部面色是脏腑气血盛衰的外部表现，中医望诊主要以五色主病，即赤、青、黄、白、黑。小儿面色以红润而有光泽为正常，枯槁无华为异常。

| | | |
|---|---|---|
| | 病因 | 多主热证，气血得热则行，热盛则血脉充盈而红 |
| | 病症 | 外感风热：面红耳赤，咽痛<br>阴虚内热：午后颧红 |
| | 病因 | 多为寒证、痛证、淤血和惊风 |
| | 病症 | 里寒腹痛：面色青白，愁眉苦脸<br>惊风或癫痫：面青而晦暗，神昏抽搐 |
| | 病因 | 多属体虚或脾胃湿滞 |
| | 病症 | 脾胃失调：面黄肌瘦，腹部膨胀<br>肠寄生虫病：面黄无华，伴有白斑 |
| | 病因 | 多为寒证、虚证，为气血不荣之候 |
| | 病症 | 肾病：面白且有浮肿为阳虚水泛<br>血虚：面白无华，唇色淡白 |
| | 病因 | 多为肾阳虚衰，水饮不化，气化不行，阴寒内盛，血失温养，气血不足 |
| | 病症 | 水饮证：目眶周围色黑 |

## 望诊之察指纹
指纹与疾病的具体关联

察指纹中的指纹是指食指虎口内侧的桡侧面所显露的一条脉络，按指节可分为风关、气关、命关三部分。在光线充足的地方，一手捏住儿童食指，用另一只手拇指桡侧，从儿童食指段的命关到风关，用力且适度地推几下，指纹即显露。

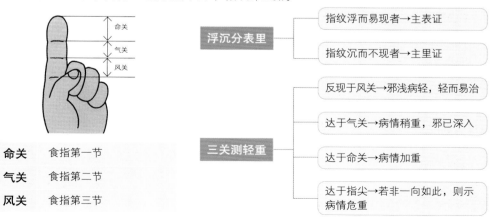

**浮沉分表里**
- 指纹浮而易现者→主表证
- 指纹沉而不现者→主里证

**三关测轻重**
- 反现于风关→邪浅病轻，轻而易治
- 达于气关→病情稍重，邪已深入
- 达于命关→病情加重
- 达于指尖→若非一向如此，则示病情危重

| **命关** | 食指第一节 |
|---|---|
| **气关** | 食指第二节 |
| **风关** | 食指第三节 |

## 望诊之望五官
人体五官与脏腑疾病的具体关联

中医认为，人体内五脏与外在的五官有着密切的关系，脏腑的病变往往能反映在五官的变化上。因此，察看五官，可以找到脏腑病变的痕迹。在中医学中，有肝主目、心主舌、脾主口、肺主鼻、肾主耳的说法。也就是说：眼睛有毛病就意味着肝有问题，舌头有问题就意味着心脏不好，口腔问题就意味着脾不好，鼻子的问题就意味着肺不好，耳朵有问题就意味着肾不好。

| | | 目为肝之窍 |
|---|---|---|
| **眼睛** | 观察部位 | 眼神、眼睑、眼球、瞳孔、巩膜、结膜 |
| | 正常 | 目光有神，光亮灵活，肝肾气血充盈 |
| | 病症 | 惊风：两目呆滞或直视上窜 |
| | | 病危：瞳孔缩小、不等、散大或对光无反应 |
| | | **舌为心之苗** |
| **舌头** | 观察部位 | 舌体、舌质、舌苔 |
| | 正常 | 舌体淡红润泽，活动自如，舌苔薄白而干湿适中 |
| | 病症 | 气血虚亏：舌质淡白 |
| | | 气滞血淤：舌质发紫 |
| | | 邪入营血：舌质红绛 |
| | | **脾开窍于口** |
| **嘴** | 观察部位 | 口唇、牙齿、齿龈、口腔黏膜、咽喉 |
| | 正常 | 唇色淡红润泽，齿龈坚固，口腔黏膜平滑 |
| | 病症 | 血淤：唇色青紫 |
| | | 胃火上冲：齿龈红肿 |
| | | 鹅口疮：满口白屑 |
| | | 麻疹早期：两颊黏膜有白色小点，周围有红晕 |
| | | **肺开窍于鼻** |
| **鼻子** | 观察部位 | 有无分泌物、分泌物的形状、鼻子的外观 |
| | 正常 | 鼻孔呼吸正常，无鼻涕外流，鼻孔湿润 |
| | 病症 | 感冒：鼻塞流清涕，为外感风寒引起的感冒；鼻流黄浊涕，为外感风热引起的感冒 |
| | | 肺热：鼻孔干燥 |
| | | **耳为肾之窍** |
| **耳朵** | 观察部位 | 耳朵的外形、耳内有无分泌物 |
| | 正常 | 耳廓丰厚，颜色红润，即为先天肾气充足 |
| | 病症 | 腮腺炎：以耳垂为中心的周缘弥漫肿胀 |
| | | 中耳炎：耳内疼痛流脓，肝胆火盛 |

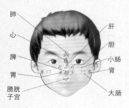

肺
心
脾
胃
膀胱
子宫

肝
胆
小肠
肾
大肠

中医学认为心主血脉，血脉上荣于面，故心之华在面。因而对患者的头面望诊可了解其脏腑气血盛衰。上图即为人体面部的脏腑反射区图。

## 望诊之舌诊
舌头与脏腑疾病的具体关联

　　舌诊，为望诊的重点内容之一，是通过观察舌头的色泽、形态的变化来辅助诊断及鉴别疾病的方法。根据中医理论，舌通过经络与五脏相连，如手少阴之别系舌本、足少阴之脉挟舌本、足厥阴之脉络舌本、足太阴之脉连舌本等，故脏腑的病变以及气血的盛衰，可在舌质和舌苔上反映出来。通过舌诊，医师们可以了解脏腑的虚实和病邪的性质、轻重与变化。在舌诊中，舌质的变化反映的是脏腑的虚实和气血的盛衰；而舌苔是由胃气所生，通过观察舌苔的变化可以判断病邪的深浅、轻重，以及胃气的盛衰等。

　　通常来说，正常人的舌质为色泽淡红，含蓄荣润，胖瘦老嫩适中，运动灵活自如，表示气血充足。正常的舌苔则为薄白一层，颗粒均匀，白苔嫩而不厚、干湿适中、不滑不燥。

## 望诊之察排出物
排出物与脏腑疾病的具体关联

　　察排出物是指观察病人的呕吐物、痰、涎、涕、唾、二便、经带、脓液等的形、色、质、量。由于排出物是人体脏腑生理活动和病理变化的产物，所以通过观察其形、色、质、量的变化，可以了解病人脏腑精气盛衰、病邪性质和病理变化的相关情况。一般来说，排出物如色白质清稀，多为虚证、寒证；如色黄质黏稠、秽浊不清，多为实证、热证。

　　对于儿童疾病而言，孩子大小便的变化对疾病诊断有一定意义，尤其是腹泻的患儿，因此去看病时，家长要带一份新鲜的大便，给医生看看，便于做化验检查。若发现尿有不正常时，则需带一瓶清早的第一次尿，做化验检查。

| | 大便 | | 小便 |
|---|---|---|---|
| 正常 | 颜色黄而干湿适中，新生儿以及较小婴儿的大便较稀薄 | 正常 | 尿色多清白或微黄 |
| 内伤乳食 | 大便稀薄 | 疳证 | 小便混浊如米泔水，为饮食失调，脾胃虚寒，消化不佳 |
| 内有实热 | 大便燥结 | | |
| 细菌性痢疾 | 大便赤白黏冻，为湿热积滞 | 黄疸 | 小便色深黄，为湿热内蕴 |

### 舌头与肺腑

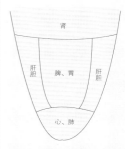

舌头与人体脏腑经络关系密切。舌体是全舌的肌肉脉络组织，中医认为舌体有赖于气血的濡养和津液的滋润，舌体的形态、舌色与气血的盈亏、运行状态有关系。

## 儿童切脉

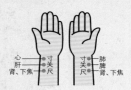

心　寸　肺
肝　关　脾
肾·下焦　尺　尺　肾·下焦

左右手的寸、关、尺都与脏腑有着密切的关系。

小儿一般采用"一指定三关"的切脉方法，即用一个拇指或食指面切按寸、关、尺。

# 闻诊
闻诊的概念及其具体应用

　　闻诊，是指运用听觉和嗅觉，通过倾听病人发出的声音、嗅其体内排泄物的味道来推断疾病的诊法。由于人体发出的各种声音和气味都是在脏腑生理和病理活动中产生的，所以通过声音和气味的变化可以分析出脏腑的生理和病理变化。

　　一般来说，闻诊包括听声音和嗅气味两方面。在儿童诊病中，听声音包括闻听小儿的啼哭、咳嗽、声息、呼吸等的变化，以及利用听诊器倾听小儿的呼吸和心音。嗅气味包括通过嗅觉辨析其口气、呕吐物和大、小便的气味等。

| 听声音 | | |
| --- | --- | --- |
| 啼哭声 | 正常 | 哭声洪亮而长，并有泪液 |
| 呼吸声 | 正常 | 呼吸均匀，节奏适中，无杂音，无阻碍 |
| 咳嗽声 | 正常 | 声音畅利，痰易咳出 |
| 语言声 | 正常 | 语言声息清晰响亮 |
| 心音 | 正常 | 3岁以下正常儿童的心率为每分钟100次以上 |

| 嗅气味 | | |
| --- | --- | --- |
| 口 | 正常 | 无异味 |
| 呕吐物 | 积食 | 呕吐酸腐夹杂不消化的食物 |
| 二便 | 伤食 | 大便酸臭而稀薄 |

# 问诊
问诊的概念及其具体应用

　　问诊是指医者通过问话的方式，向病人及知情者询问疾病的发生、发展情况和现在症状、治疗经过等来诊断疾病的方法。由于婴幼儿或儿童对自我感受的表达不是很清晰，同时对于自己的身体状况了解不全面，因此家长应注意观察儿童的发病症状，以及饮食、生活起居等情况。

# 切诊
切诊的概念及其具体应用

　　切诊是医者运用手和指端，对病人体表某些部位进行触摸按压以诊断疾病的方法，为中医辨证的一个重要依据。作为中医独特的诊法之一，切诊包括脉诊和按诊，主要是以手指来按切病人的动脉。

## 闻诊
听声音和嗅气味

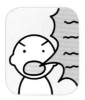

发声

呼吸

咳嗽

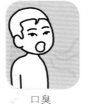

口臭

便便

## 问诊
询问发病情况及症状

知寒热

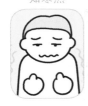

看睡眠

观饮食

## 切诊
脉诊和按诊

| 脉诊 | 一般3岁以下的小儿以看指纹代替脉诊，3岁以后才采用脉诊 |
| | 小儿一般采用"一指定三关"的切脉方法，即用一个拇指或食指面切按寸、关、尺 |
| 按诊 | 主要是用手指触摸或者按压患儿的某些部位，以了解疾病的部位、性质和病情轻重，包括触摸、按压或叩打检查皮肤、淋巴、头颈部、腹部、四肢以及其他位置 |

| 按诊 | | |
| --- | --- | --- |
| | 皮肤 | 了解皮肤的寒、热、出汗情况 |
| | 淋巴 | 了解质地、形状以及是否肿大 |
| | 头部 | 检查囟门的闭合、凹陷或隆起等 |
| | 胸肋部 | 检查胸骨、脊柱以及肋骨的形状 |
| | 腹部 | 检查腹部有无疼痛、有无异常隆起 |
| | 四肢 | 检查四肢以及脊柱的温度、有无畸形以及有无关节肿胀等情况 |

　　儿童按摩的关键是对人体穴位的准确把握，为此本书在每章后设计了系列插页，专门以图文的形式介绍了儿童按摩的一些常用穴位，并针对每个穴位介绍了位置及主治疾病，我们相信，此举一定会大大提高儿童按摩的治疗效果。

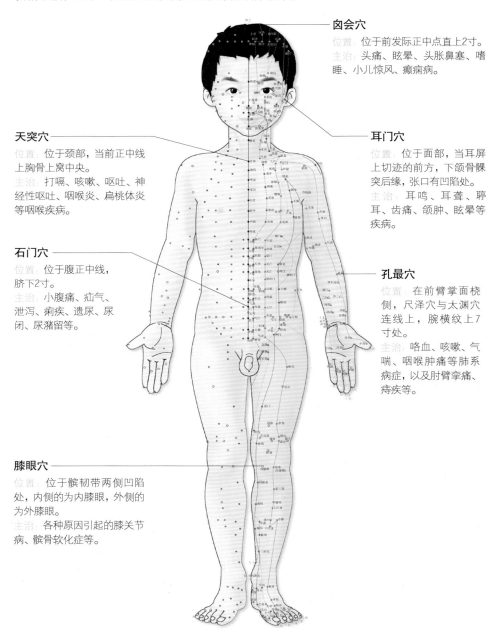

**囟会穴**

位置：位于前发际正中点直上2寸。

主治：头痛、眩晕、头胀鼻塞、嗜睡、小儿惊风、癫痫病。

**天突穴**

位置：位于颈部，当前正中线上胸骨上窝中央。

主治：打嗝、咳嗽、呕吐、神经性呕吐、咽喉炎、扁桃体炎等咽喉疾病。

**石门穴**

位置：位于腹正中线，脐下2寸。

主治：小腹痛、疝气、泄泻、痢疾、遗尿、尿闭、尿潴留等。

**膝眼穴**

位置：位于髌韧带两侧凹陷处，内侧的为内膝眼，外侧的为外膝眼。

主治：各种原因引起的膝关节病、髌骨软化症等。

**耳门穴**

位置：位于面部，当耳屏上切迹的前方，下颌骨髁突后缘，张口有凹陷处。

主治：耳鸣、耳聋、聤耳、齿痛、颌肿、眩晕等疾病。

**孔最穴**

位置：在前臂掌面桡侧，尺泽穴与太渊穴连线上，腕横纹上7寸处。

主治：咯血、咳嗽、气喘、咽喉肿痛等肺系病症，以及肘臂挛痛、痔疾等。

# Chapter 2
# 人体经络与儿童按摩

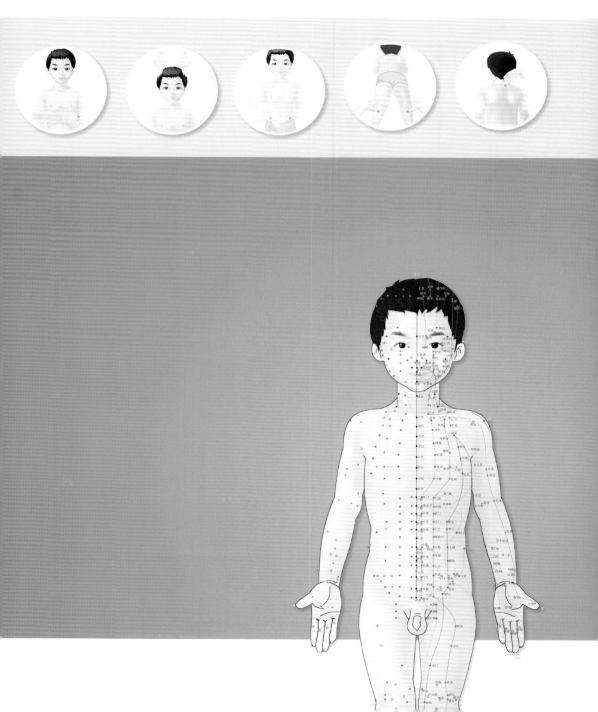

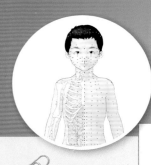

# 01 | 经络与穴位
运行人体气血的功能系统

### 经络与脏腑的作用

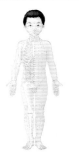

人体的经络穴位与脏腑的关系密切，通则不痛，痛则不通。

## 概述
经络穴位的基本概念与功用详解

　　经络系统是由经脉和络脉组成的。《灵枢·脉度》说："经脉为里，支而横者为络，络之别者为孙。"一般而言，经络由经脉、络脉、十二经筋和十二皮部组成。它们在内连属于脏腑，在外则连属于筋肉、皮肤，纵横交贯，遍布全身，将人体内外、脏腑、肢节连成了一个有机的整体。

　　穴位，又称"腧穴"，是人体脏腑、经络之气输注于体表的位置，有孔隙的意思。因此，穴位的意思就是人体脏腑经络之气转输或输注于体表的分肉腠理和骨节交会的特定的孔隙。它们输注脏腑经络气血，并沟通体表与体内脏腑的联系。在临床上，医生利用穴位的功能特点，可以对疾病进行诊断和治疗。我国古代人民在长期的生活过程中，也对穴位有了基本的认识，并通过刺激人体特定的穴位以达到通经活络、祛邪扶正的目的。

## 经络的组成
十二经脉和奇经八脉的集合

|  | 十二经脉 | 奇经八脉 |
|---|---|---|
| 分布 | 头面、四肢和躯干，纵贯全身 | 头面、四肢和躯干，纵贯全身 |
| 表里络属 | 内属于脏腑，阴经和阳经有表里络属关系 | 不直属脏腑，无表里络属关系 |
| 交接流注 | 阴阳相贯，如环无端 | 循行无规律 |

## 穴位的组成
经穴、经外奇穴、阿是穴的集合

|  | 经穴 | 经外奇穴 | 阿是穴 |
|---|---|---|---|
| 命名 | 有一定名称和一定部位，按照十四经（十二经脉和任、督二脉）排列 | 没有列入十四经，从日常生活中发现的经验穴 | 无一定名称和位置，以压痛点而定 |
| 举例 | 合谷穴，睛明穴 | 太阳穴、印堂穴 | 无特定名称 |

# 经络与人体
经络是连接人体内外的系统

| 经络联结人体全身 |
|:---:|

肺内 → 手太阴肺经 ─┐
手阳明大肠经 ─┘ 手部食指

鼻翼 ─┐
足阳明胃经 ─┐
足太阴脾经 ─┘ 足部蹈趾

心中 ─┐
手少阴心经 ─┐
手太阳小肠经 ─┘ 手部小指

内眼角 ─┐
足太阳膀胱经 ─┐
足少阴肾经 ─┘ 足部小趾

胸中 ─┐
手厥阴心包经 ─┐
手少阳三焦经 ─┘ 手部无名指

外眼角 ─┐
足少阳胆经 ─┐
足厥阴肝经 ─┘ 足部蹈趾

肺内 ←

阴阳相贯，如环无端

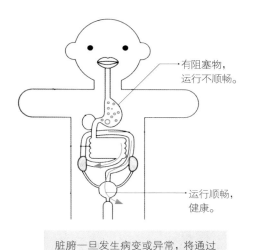

有阻塞物，运行不顺畅。

运行顺畅，健康。

脏腑一旦发生病变或异常，将通过经络反映在体表，发出病变信号。

# 穴位与人体
中医传统的实用取穴技巧

| 取穴法 | | 释义 | 图形表示 |
|---|---|---|---|
| 指寸法 | | 中医里有"同身寸"一说，就是用自身手指作为穴位的尺度。人有高矮胖瘦，骨节长短自有不同，虽然两人同时各测得1寸长度，但实际长度却是不同的 | 图1寸 |
| 体表标志 | 固定标志 | 如眉毛、脚踝、手指、乳头、肚脐等，都是常见判别穴位的标志。如：印堂穴在双眉的正中央；膻中穴在左右乳头连线的中点 | 两眉之间为印堂穴 |
| | 动作标志 | 必须采取相应的动作姿势才能出现的标志，如张口取耳屏前凹陷处即为听宫穴 | 听宫穴 |
| | 骨度分寸 | 利用身体的部位及线条作为简单的参考度量，也是寻找穴位的一个好方法 | 约为两乳头的间距。8寸 |

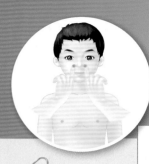

# 02 | 按摩疗法与儿童疾病
### 按摩疗法对于儿童疾病防治的优势剖析

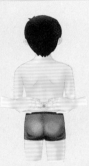

- 小儿按摩适应对象
  出生至十四周岁以下的儿童。
- 小儿按摩的优点
  无毒副作用、无痛苦、效果好、费用低。
- 小儿按摩治疗范围
  感冒、发烧、咳嗽、疳积、呕吐、腹泻、便秘、遗尿、夜啼等多种疾病。

## 优点一
### 父母一看就懂，一学就会

按摩属于物理治疗方法，入门简单，无须理解艰深的知识，不必使用专业的医疗器材，父母只要找到正确的穴位及反射区，用手部的按压动作，抓住手法要诀给孩子按摩，习惯与熟练之后很快就能掌握。

## 优点二
### 父母是孩子最好的医生

按摩穴位及反射区可促进身体气血的运行，有利于排毒；还可改善皮肤吸收营养的能力和肌肉张力，使身体不紧绷，筋骨不易受伤，有助于身体放松。

## 优点三
### 父母通过按摩可了解孩子的健康状况

父母通过按压来刺激孩子的穴位及反射区，轻则出现酸、麻、胀的感觉，重则会出现发软、疼痛的感觉，这是通过按摩作用于相对应的经络、血管和神经所发生的综合反应。此外，穴位及反射区表皮的冷热粗细、硬块肿痛和色泽等，都可成为父母了解孩子脏腑健康的参考。而且，从头顶到脚尖都有治疗疾病的特效穴位，父母对症按穴，多有立竿见影的效果。

## 优点四
### 为父母节省高昂的治疗费用

当下昂贵的医疗费用已超出了普通人群常见病和多发病的治疗需要，其实，如果父母掌握一些基本的按摩知识，对孩子日常生活中的一些小病就能够通过按摩来解决，这样可以最大限度地避免在医疗上"过度消费"，以实现用最少的投入获得最大的健康收益。

## 小儿经络按摩的优势
小儿经络按摩优点详细图解

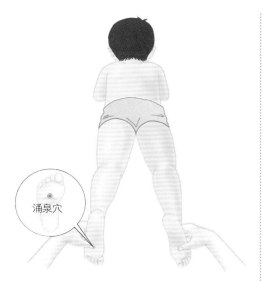

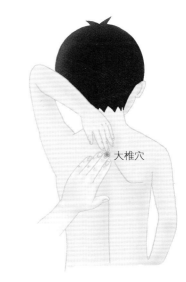

父母一看就懂，一学就会。入门简单，容易操作。如用手轻握患儿的脚，四指置于足背，弯曲大拇指按压处即是涌泉穴，简单易懂。

父母是孩子最好的医生，父母用手指给孩子按摩非常合适。

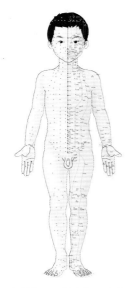

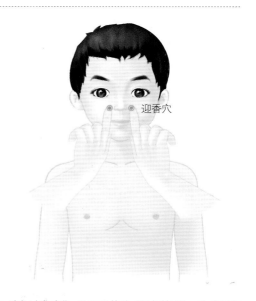

父母通过按压来刺激孩子的穴位及反射区，根据其作用于相对应的经络、血管和神经所发生的综合反应，可了解孩子的健康状况。

避免过度消费，让孩子体验"绿色健康"，为父母节省高昂的治疗费用。

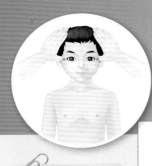

# 03 | 儿童按摩基本常识
儿童按摩各种事项详细解读与分析

## 概述
儿童按摩优势与功效的诠释

儿童按摩也称小儿推拿，是以中医基础理论为指导，以推拿手法为主要手段来预防、治疗儿科疾病及保健的方法。目前，在中医推拿学中，理论最完整、最具体系的就是小儿推拿。特别是小儿推拿作为绿色疗法，不必打针吃药，没有毒、副作用，手法简单易学，非常适宜在父母中普及推广。

作为一种安全有效的中医疗法，小儿推拿的作用可以概括为：平衡阴阳、调和脏腑、疏通经络、行气活血、扶正祛邪。具体表现为：

（1）提高小儿机体各项功能。通过刺激穴位，可起到调整经络气血、平衡阴阳的作用。

（2）缓解、解除小儿病痛。通过按摩，可以使其体内相应的脏腑产生相应的生理变化，从而治疗疾病。

（3）未病先防，提高小儿对疾病的抵抗力。通过按摩，可以增强小儿免疫力，起到了预防疾病的效果。

## 按摩须知
按摩注意事项分步详解

儿童按摩属于外治疗法，应用广泛，疗效显著，易于接受。但是，父母给孩子按摩之前也需要掌握一些按摩的注意事项和按摩手法，以免盲目按摩，给孩子造成不必要的伤害。

| | | |
|---|---|---|
| **按摩前** | 清洁手部 | 按摩前父母的双手宜先洗净，剪短指甲，父母的戒指要取下，以免伤害孩子肌肤。另外，在孩子的身上涂抹一些痱子粉或滑石粉，以避免损伤孩子柔嫩的肌肤 |
| | 搓热手掌 | 按摩前最好将双手搓热，可提高疗效 |
| **按摩中** | 姿势适当 | 让孩子尽量采取最舒适的姿势，可减少因不良的姿势所引起的酸麻反应 |
| | 力道平稳 | 力道不应忽快忽慢，宜平稳、缓慢进行 |
| **按摩后** | 记得喝水 | 按摩后可让孩子喝500毫升的温开水，可促进新陈代谢，有助于排毒 |
| | 避免浸泡冷水 | 父母不可立刻用冷水给孩子洗手和洗脚，一定要用温水将孩子手脚洗净，且双脚要注意保暖 |

### 按摩禁忌症

各种急性传染病、急性骨髓炎、结核性关节炎、传染性皮肤病、皮肤湿疹、水火烫伤、皮肤溃疡、肿瘤，以及各种疮痛等证。此外，妇女经期，怀孕五个月以上的孕妇，急性腹膜炎、急性化脓性腹膜炎、急性阑尾炎患者，某些久病过度虚弱的患者，都是禁忌按摩的。

### 按摩须知

按摩前：双手洗净、搓热，指甲保持浑圆。

按摩中：孩子姿势适当，父母按摩力道平稳。

按摩后：多喝温水，多用温水泡脚。

## 按摩手法
按摩手法分类详细图解

常用的按摩手法有四种，分别是按法、摩法、推法和捏拿法。

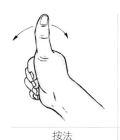 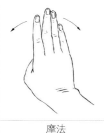 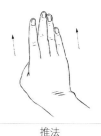 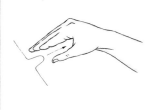

| 按法 | 摩法 | 推法 | 捏拿法 |

## 按摩介质
按摩介质分类详细图解

按摩介质可以增强按摩效果，并在父母的手和患儿的皮肤之间形成屏障，防止损伤皮肤。

| 医用滑石粉 | 作　　用：润滑皮肤，减少皮肤摩擦 |
| | 适用病症：一年四季，各种病症均可 |
| 爽身粉 | 作　　用：润滑皮肤，吸水性强 |
| | 适用病症：一年四季，各种病症均可 |
| 薄荷水 | 作　　用：润滑皮肤，辛凉解表，清暑退热 |
| | 适用病症：多用于夏季，治疗外感风热、暑热 |
| 鸡蛋清 | 作　　用：润滑皮肤、清热润肺、祛积消食 |
| | 适用病症：小儿感冒、食积 |

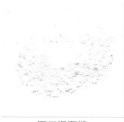  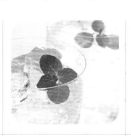 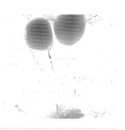

| 医用滑石粉 | 爽身粉 | 薄荷水 | 鸡蛋清 |

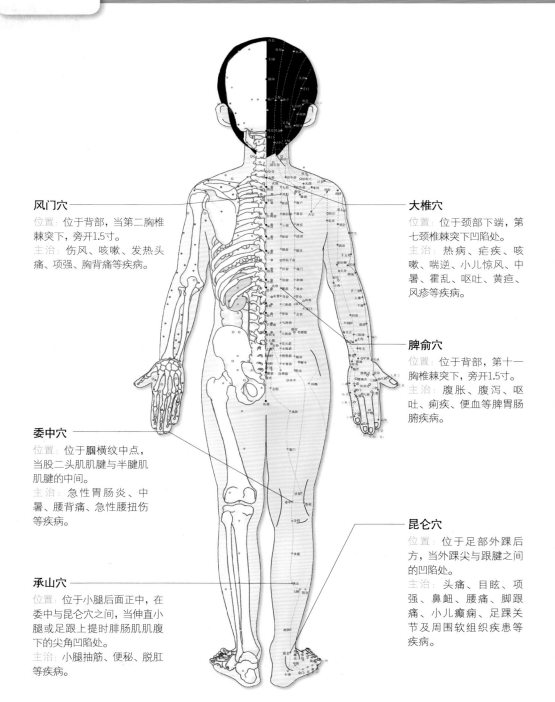

**风门穴**

位置：位于背部，当第二胸椎棘突下，旁开1.5寸。

主治：伤风、咳嗽、发热头痛、项强、胸背痛等疾病。

**委中穴**

位置：位于腘横纹中点，当股二头肌肌腱与半腱肌肌腱的中间。

主治：急性胃肠炎、中暑、腰背痛、急性腰扭伤等疾病。

**承山穴**

位置：位于小腿后面正中，在委中与昆仑穴之间，当伸直小腿或足跟上提时腓肠肌肌腹下的尖角凹陷处。

主治：小腿抽筋、便秘、脱肛等疾病。

**大椎穴**

位置：位于颈部下端，第七颈椎棘突下凹陷处。

主治：热病、疟疾、咳嗽、喘逆、小儿惊风、中暑、霍乱、呕吐、黄疸、风疹等疾病。

**脾俞穴**

位置：位于背部，第十一胸椎棘突下，旁开1.5寸。

主治：腹胀、腹泻、呕吐、痢疾、便血等脾胃肠腑疾病。

**昆仑穴**

位置：位于足部外踝后方，当外踝尖与跟腱之间的凹陷处。

主治：头痛、目眩、项强、鼻衄、腰痛、脚跟痛、小儿癫痫、足踝关节及周围软组织疾患等疾病。

# Chapter 3
# 儿童经络按摩实用奇穴

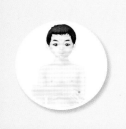 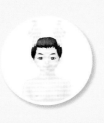 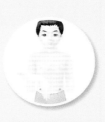 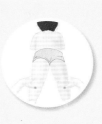 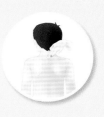

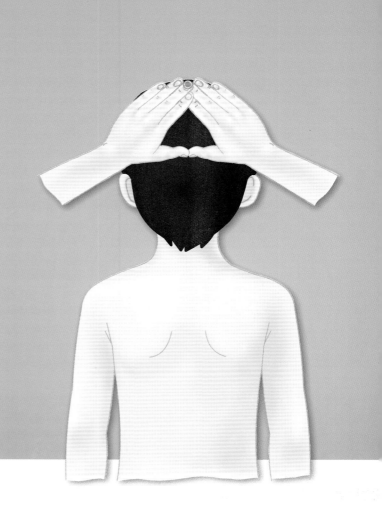

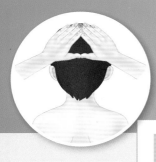

# 01 | 百会穴
## 通络止痛、彻夜安眠

**百会穴**

| | |
|---|---|
| 归经 | 督脉 |
| 位置 | 头部，当前发际正中直上5寸，或两耳尖连线中点处。 |
| 功用 | 醒脑开窍、安神定志、升阳举陷、通督定痫。 |

| | |
|---|---|
| 按摩手法 | 先用左手中指按压在穴位上，右手中指按在左手中指指甲上，双手中指交叠，同时向下用力揉按穴位，有酸胀、刺痛的感觉。每次各揉按1~3分钟。 |

---

**穴位经典诠释**

百会穴，首见于《针灸甲乙经》，归属督脉，别名"三阳五会"。《采艾编》云："三阳五会，五之为言百也，"意为百脉于此交会。

---

### 概述
#### 病症与对应穴位的具体阐述

如果孩子长期感到忧郁不安、情绪不佳，还时常头昏、脑胀、胸闷、失眠的话，只要按压这个穴位，就有很好的调理和保健作用。《圣济》云："凡灸头顶，不得过七壮，缘头顶皮薄，灸不宜多。"《普济》云："北人始生子，则灸此穴，盖防他日惊风也。"

### 穴位释名
#### 人体穴位的得名渊源

"百"，数量词，多的意思；"会"，交会。"百会"指手足三阳经及督脉的阳气在此交会。本穴在人的头顶，在人的最高处，因此，人体各经上传阳气都交会于此，所以名"百会"。也称"顶中央穴""三阳五会穴""天满穴""天蒲穴""三阳穴""五会穴""巅上穴"。

### 主治
#### 穴位按摩的治疗保健功效

（1）按摩这个穴位，具有开窍宁神的作用，能治疗失眠、神经衰弱等疾患。

（2）长期按压这个穴位，有平肝息风的作用，能治疗头痛、眩晕、休克、高血压、中风失语、脑贫血、鼻孔闭塞等疾患。

（3）长期按压这个穴位，还有升阳固脱的作用，能治疗脱肛等疾患。

**标准取穴**

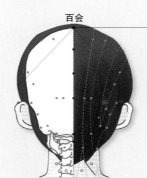

百会

人体百会穴位于头部，当前发际正中直上5寸，或两耳尖连线中点处。

## 取穴技巧
特效穴位简便定位图解

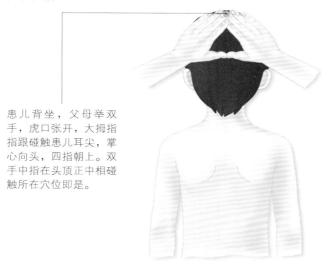

患儿背坐，父母举双手，虎口张开，大拇指指跟碰触患儿耳尖，掌心向头，四指朝上。双手中指在头顶正中相碰触所在穴位即是。

## 父母取穴按摩法
小儿按摩分步诠释

| 体位 | 患儿背坐 |
|---|---|
| 取穴 | 父母举起双手，张开虎口，大拇指的指尖碰触患儿耳尖，手掌心向头，四指朝上，双手的中指在头顶正中相碰触 |
| 按摩方法 | 父母先将左手的中指按压在穴位上，再将右手的中指按在左手中指的指甲上，向下揉按穴位 |
| 按摩时间 | 每次揉按1～3分钟 |

## 配伍治病
穴位搭配实用指南

| 配伍 | 功效 | 主治 |
|---|---|---|
| 配长强穴、大肠俞穴 | 益气升提益气固本 | 小儿脱肛 |
| 配水沟穴、足三里穴 | 温补通阳、补脾健运 | 低血压 |
| 配足三里穴、中脘穴、建里穴、气海穴 | 疏肝和胃、调畅气机 | 胃下垂 |
| 配水沟穴、京骨穴 | 平肝泻火、祛痰开窍 | 癫痫 |

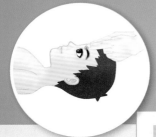

# 02 | 攒竹穴
消除疲劳、治疗近视

**穴位经典诠释**

根据相关资料，攒竹穴有很多别名，如眉本、眉头、员在、始光、夜光、明光、光明、员柱、矢光、眉柱、始元、小竹、眉中。其中"眉本"的意思是指此处穴位气血的强弱关系到眉发的荣枯。"始光"的意思是说膀胱经气血在此处由寒湿之状变为阳热之状。

### 概述
病症与对应穴位的具体阐述

　　按摩攒竹穴不仅对急性腰扭伤具有良好的治疗效果，还能够改善头痛、头晕等多种症状。尤其是在现代社会中，那些整天都在教室里学习的学生，眼睛长时间地盯着书本，非常容易遇到眼睛胀痛、眉棱骨痛的情况。对这些人来说，只要能够经常正确按压攒竹穴，就可以达到改善的效果。

### 穴位释名
人体穴位的得名渊源

　　"攒"，聚集的意思；"竹"，指山林之竹。"攒竹"的意思是指膀胱经湿冷水气由此吸热上升。因为此处穴位的物质是睛明穴上传而来的水湿之气，因其性寒吸热上行，与睛明穴内提供的水湿之气相比，由本穴上行的水湿之气量小，如同捆扎聚集的竹竿小头一样，所以名"攒竹"。

### 主治
穴位按摩的治疗保健功效

　　（1）按摩此穴对急慢性结膜炎、泪液过多、眼睑震颤、眼睛疼痛等症状都有明显的疗效。

　　（2）按摩此穴能够缓解视力不清、眼睛红肿等症状。

　　（3）长期按摩此处穴位，对风热、痰湿引起的脑昏头痛、眉棱骨痛等症具有明显的调理和改善作用。

**标准取穴**

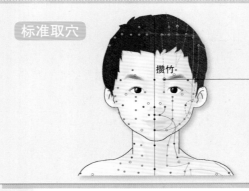

面部，当眉头内端凹陷中，眶上切迹处。

## 取穴技巧
特效穴位简便定位图解

患儿仰卧，父母双手四指并拢，食指伸出，指尖向前，将食指指腹由下往上推至眼眶骨上凹陷处，则食指指腹所在位置即是。

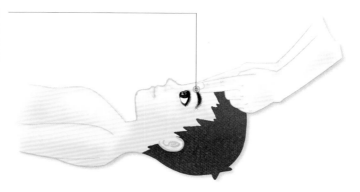

## 父母取穴按摩法
小儿按摩分步诠释

| 体位 | 患儿仰卧 |
|------|----------|
| 取穴 | 父母食指伸出，指尖向前，将食指指腹由下往上推至眼眶骨上凹陷处 |
| 按摩方法 | 父母双手的手指交叉，指尖向前，两个大拇指的指腹相对，由下往上向眉棱骨按压，轻按此穴有痛、酸、胀的感觉 |
| 按摩时间 | 每次左右两穴位各按揉1～3分钟 |

## 配伍治病
穴位搭配实用指南

| 配伍 | 功效 | 主治 |
|------|------|------|
| 配阳白穴 | 扶正祛风、活血通络 | 口眼歪斜、眼睑下垂 |
| 配印堂穴、丝竹空穴、四白穴、太阳穴 | 疏通眼部经络、排除肝火 | 目痛 |
| 配太阳穴、头维穴 | 明目止痛、活血散结 | 迎风流泪 |
| 配四白穴 | 通脉止痉、清窍得养 | 眼睑动 |

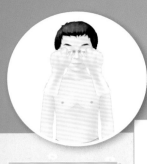

# 03 睛明穴
## 发育泪腺、降低眼压

**穴位经典诠释**

"睛明"出自《针灸甲乙经》，据文献考证，其最早见于《素问·气府论》，又被称为"目内眦""泪孔穴""泪空穴""泪腔穴""目眦外"，能够治疗各种眼病、面瘫、呃逆、急性腰扭伤等症。

## 概述
### 病证与对应穴位的具体阐述

经常按摩睛明穴可以治疗孩子的轻度近视，对中高度近视也有缓解作用。当您发现自己的孩子眼睛有视力不佳、眼前如有薄雾、双眼畏光、迎风流泪、眼睛酸涩、双眼红肿等不适症状时，只要经常给孩子按摩这个穴位，就可以有所改善。

## 穴位释名
### 人体穴位的得名渊源

"睛"，指穴位所在的部位及穴内气血的主要作用对象为眼睛；"明"，光明的意思。"睛明"的意思是指眼睛接受膀胱经的气血而变得光明。此穴将膀胱经之血提供给眼睛，眼睛受血而能视，变得明亮清澈，所以名"睛明"。

## 主治
### 穴位按摩的治疗保健功效

（1）此穴是主治所有眼病的关键穴位，对眼睛具有去眼翳、镇痛、消肿、止泪、止痒的作用，能令眼睛明亮。

（2）按摩此处穴位，能使急慢性眼结膜炎、眼睛充血红肿的症状有所缓解。

**标准取穴**

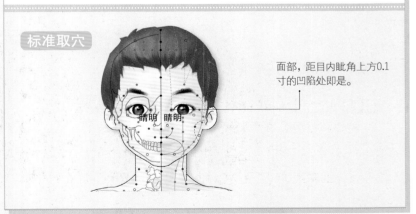

面部，距目内眦角上方0.1寸的凹陷处即是。

睛明　睛明

## 取穴技巧
特效穴位简便定位图解

患儿正立轻闭双眼，父母
将大拇指置于鼻梁旁与内
眼角的中点，则拇指指尖
所在的位置即是。

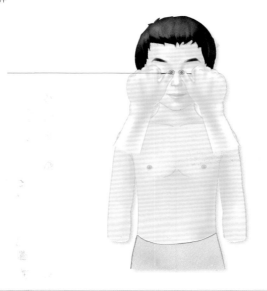

## 父母取穴按摩法
小儿按摩分步诠释

| | |
|---|---|
| 体位 | 患儿正立，轻闭双眼 |
| 取穴 | 父母用大拇指的指甲尖触及鼻梁旁边与内眼角的中点 |
| 按摩方法 | 父母在患儿的左右两穴位上分别轻轻前后刮揉，有酸、胀，以及稍微刺痛的感觉，也可以在两侧穴位同时刮揉 |
| 按摩时间 | 每次刮揉1～3分钟 |

## 配伍治病
穴位搭配实用指南

| 配伍 | 功效 | 主治 |
|---|---|---|
| 配太阳穴、承泣穴 | 降温除浊 | 眼睛充血红肿 |
| 配印堂穴、太阳穴、四白穴、风池穴 | 降温除浊 | 轻度白内障 |
| 配承泣穴 | 降低眼压 | 近视 |

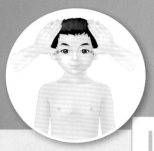

# 04 | 瞳子髎穴
改善循环、提高视力

## 瞳子髎穴

| | |
|---|---|
| 归经 | 足少阳胆经 |
| 位置 | 位于面部，眼睛外侧0.5寸处。 |
| 功用 | 降浊祛湿，促进眼部血液循环。 |

按摩手法：大拇指相对用力垂直揉按瞳子髎穴，有酸、胀、痛的感觉。每天早晚各揉按一次，每次左右各（或双侧同时）揉按1~3分钟。

### 穴位经典诠释

瞳子髎，此经穴名出自《针灸甲乙经》："手太阳，手、足少阳之会。"别名后曲、鱼尾、太阳、前关，属足少阳胆经。《铜人》中记载："治青盲目无所见，远视疏疏，目中肤翳，白膜，目外眦赤痛。"从这些医书的记载中可以看出，古代医家对这个穴位的作用已经颇有研究了。

## 概述
病症与对应穴位的具体阐述

当孩子学习一段时间，眼睛疲劳时，父母经常给他们按摩瞳子髎穴，可以起到缓解其疲劳的作用。瞳子髎穴处有颧眶动、静脉，分布着颧面神经和颧颞神经、面神经的颞支。

## 穴位释名
人体穴位的得名渊源

"瞳子"，指人体眼珠中的黑色部分，为肾水所主之处；"髎"，意为孔隙。"瞳子髎"指穴外天部的寒湿水气在此汇集后冷降归地。本穴的气血物质是汇集头面部的寒湿水气，从天部冷降至地部，冷降的水滴细小如同从孔隙中散落一样，所以名"瞳子髎"。

## 主治
穴位按摩的治疗保健功效

（1）经常按摩这个穴位，几乎能治疗所有的眼部疾病，如目赤肿痛、角膜炎、屈光不正等。

（2）长期按压这个穴位，对头痛、三叉神经痛、颜面神经痉挛，以及麻痹等病症，都具有很好的调理和保健作用。

标准取穴

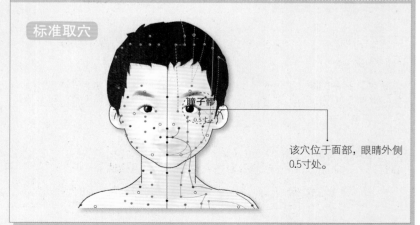

瞳子髎
0.5寸

该穴位于面部，眼睛外侧0.5寸处。

## 取穴技巧
特效穴位简便定位图解

患儿端坐，父母五指朝天，掌心向着患儿。以两手大拇指置于患儿头部侧边，太阳穴斜下、前方，两大拇指相对用力垂直揉按穴位即是。

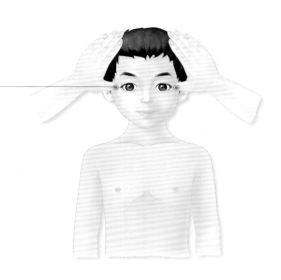

## 父母取穴按摩法
小儿按摩分步诠释

| 体位 | 患儿正坐或者仰卧，双手自然下垂 |
|---|---|
| 取穴 | 父母两只手五指朝天，掌心向着患儿头部侧边，眼睛外侧0.5寸处即是该穴 |
| 按摩方法 | 父母把两只手的大拇指放在患儿头部旁侧，两手的大拇指相对用力，垂直揉按左右两穴位，揉按时患儿应有酸、胀、痛感 |
| 按摩时间 | 每天早晚各揉按一次，每次揉按1~3分钟 |

## 配伍治病
穴位搭配实用指南

| 配伍 | 功效 | 主治 |
|---|---|---|
| 配合谷穴、临泣穴、睛明穴 | 滋阴降火、清肝明目 | 目生内障 |
| 配养老穴、肝俞穴、光明穴、太冲穴 | 健运脾胃、通络复明 | 视物昏花 |
| 配少泽穴 | 疏肝活血、散滞气、化热毒 | 妇人乳肿 |

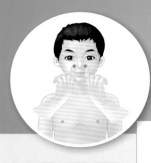

# 05 | 迎香穴
### 健旺脾胃、扶正固本

### 迎香穴

| | |
|---|---|
| 归经 | 手阳明大肠经 |
| 位置 | 位于鼻翼外缘中点旁、当鼻唇沟中间。 |
| 功用 | 祛风通窍、理气止痛、缓解鼻塞。 |
| 按摩手法 | 以中指指腹垂直按压，直接垂直按压穴位。每次按压1～3分钟，每天按压两次。 |

**穴位经典诠释**

《针灸甲乙经》云："鼻鼽不利，窒洞气塞，鼽多涕，鼽衄有痛，迎香主之。"《圣惠方》曰："鼻息不闻香臭，偏风面痒及面浮肿。"可见，按压迎香穴对许多呼吸道疾病都有治疗效果，有利于开通鼻窍，其主治疾病有鼻炎、鼻塞、鼻窦炎、流鼻水、鼻病、牙痛、感冒等。

## 概述
### 病症与对应穴位的具体阐述

鼻塞、流鼻涕、打喷嚏，鼻头红肿得如同小丑一般，这都令孩子们感到懊恼，学习生活也很不方便。要解决鼻病的烦恼，首先就是要积极预防，不要感冒，平时经常按摩迎香穴，能使鼻子保持舒畅。北方入秋后，天气越来越干燥，此时，如果能够多按摩鼻翼两侧的迎香穴，就能提升肺卫之气，起到预防肺病的作用。

## 穴位释名
### 人体穴位的得名渊源

"迎"，迎受的意思；"香"，脾胃五谷之气的意思。此处穴位接受来自胃经的气血，大肠经和胃经都属于阳明经，其气血物质所处的天部层次都相近，迎香与胃经相邻，所以又以为低位，于是，胃经的浊气就会下传到此处穴位，所以称为"迎香穴"，它还有一个别名是"冲阳穴"。

## 主治
### 穴位按摩的治疗保健功效

（1）经常按压迎香穴，能够治疗孩子易患的各种鼻病，如鼻腔闭塞、嗅觉减退、鼻疮、鼻息肉、鼻炎、鼻塞、鼻出血等。

（2）按压迎香穴，对口歪、面痒、胆道蛔虫等也有一定疗效。

**标准取穴**

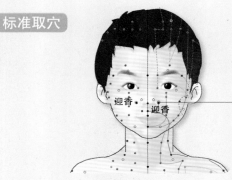

人体的面部，在鼻翼旁开约1厘米皱纹中。

## 取穴技巧
特效穴位简便定位图解

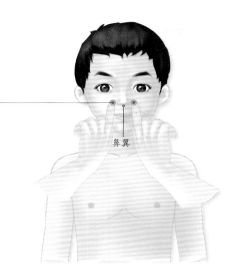

患儿正坐，父母双手轻握拳，双手食指指尖贴鼻翼两侧，食指指尖所在的位置即是。

鼻翼

## 父母取穴按摩法
小儿按摩分步诠释

| 体位 | 患儿正坐或仰卧 |
|---|---|
| 取穴 | 父母用双手食指的指腹垂直按压穴位，当鼻唇沟中间即是 |
| 按摩方法 | 父母用双手食指的指腹垂直按压穴位，也可单手中指与食指弯曲，直接垂直按压穴位，按压穴位时患儿应有酸麻感 |
| 按摩时间 | 每天早晚各按一次，每次按压1～3分钟 |

## 配伍治病
穴位搭配实用指南

| 配伍 | 功效 | 主治 |
|---|---|---|
| 配印堂穴、合谷穴 | 清热消炎、解毒通窍 | 急慢性鼻炎 |
| 配四白穴、地仓穴 | 恢复瘫痪的肌肉神经 | 面部神经麻痹、面肌痉挛 |
| 配阳陵泉穴 | 解痉止痛、驱虫排虫 | 胆道蛔虫病 |
| 配素髎穴、合谷穴 | 降气开泄、祛风散热 | 鼻渊 |

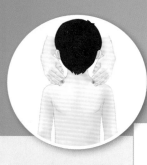

# 06 | 肩井穴
## 疏导水液、治病养生

| 按摩手法 | 以中间三指放在肩颈交会处，用中指指腹，向下揉按。每天早晚各按压一次，每次左右各（或双侧同时）按压约1~3分钟。 |
| --- | --- |

### 穴位经典诠释

据古代医书记述，肩井穴能治疗"肩背痹痛，臂不举，颈项不得回顾，中风气寒，涎上，不语，气逆，翻胃，呕吐，咳逆上气，瘰疬，虚劳，产后乳汁不下，乳痛，妇人产晕，难产"等疾患。

## 概述
### 病症与对应穴位的具体阐述

肩井穴是一个比较特殊的穴位。按摩这个穴位时，如果用力太重，可能会导致人体半身麻痹，手不能举，甚至昏晕。所以在很多防身术和武功招式之中，就有"重击肩井穴"这一个动作。父母对这个穴位轻揉慢按，却能够帮助孩子缓解学习压力、放松肩颈僵硬、疏通经络血脉。

## 穴位释名
### 人体穴位的得名渊源

"肩"，指穴位在肩部；"井"，指地部孔隙。"肩井"是指胆经的地部水液从这个穴位流入地之地部。本穴物质为胆经上部经脉下行而至的地部经水，到达本穴后，经水由本穴的地部孔隙流入地之地部，所以名"肩井"，也称"肩解穴""膊井穴"。

## 主治
### 穴位按摩的治疗保健功效

（1）按摩此穴位对肩背痹痛、手臂不举、颈项强痛等疾病具有特殊疗效。

（2）长期按摩这个穴位，对中风、瘰疬、神经衰弱、半身不遂、脑贫血、脚气、狐臭等症状，都具有缓解、调理、治疗和保健作用。

标准取穴

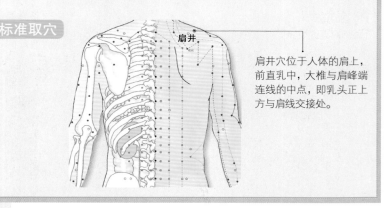

肩井

肩井穴位于人体的肩上，前直乳中，大椎与肩峰端连线的中点，即乳头正上方与肩线交接处。

## 取穴技巧
特效穴位简便定位图解

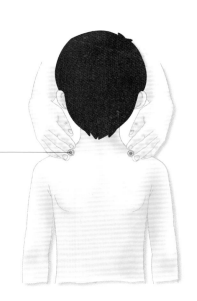

患儿正坐，父母把手放在
患儿肩上，以中间三指放
在肩颈交会处，中指指腹
所在位置的穴位即是。

## 父母取穴按摩法
小儿按摩分步诠释

| | |
|---|---|
| 体位 | 患儿背坐，双手下垂 |
| 取穴 | 父母把手中间三指放在患儿肩颈交会处，乳头正上方与肩线交接处即是 |
| 按摩方法 | 父母用中指的指腹向下按揉左右两穴，也可以两侧穴位同时按揉。按压穴位时患儿应有酸麻、胀痛的感觉 |
| 按摩时间 | 每天早晚各按揉一次，每次按揉1~3分钟 |

## 配伍治病
穴位搭配实用指南

| 配伍 | 功效 | 主治 |
|---|---|---|
| 配足三里穴、阳陵泉穴 | 健脾祛湿止痒 | 脚气酸痛 |
| 配肩髃穴、天宗穴 | 活血通络止痛 | 肩背痹痛 |
| 配乳根穴、少泽穴 | 消炎通乳止痛 | 乳汁不足 |
| 配合谷穴、三阴交穴 | 活血利气催胎 | 难产 |

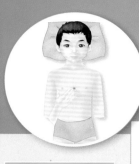

# 07 | 膻中穴
## 理气止痛、生津增液

| 膻中穴 | |
| --- | --- |
| 归经 | 任脉 |
| 位置 | 位于体前正中线，两乳头连线之中点。 |
| 功用 | 宽胸理气、活血通络、清肺止喘、舒畅心胸。 |
| 按摩手法 |  双手中指同时出力揉按穴位，有刺痛的感觉。每次揉按各1~3分钟，先中指左上右下，后右上左下。 |

### 穴位经典诠释

《难经》云："上焦者，在心下下膈，在胃上口，主纳而不出，其治在膻中。"《普济》云："膻中为气之海，然心主为君，以敷宣散令。膻中主气，以气有阴阳，气和志适，则喜乐由后；分布阴阳，故官为臣使也。"《图翼》云："禁刺，灸七壮，刺之不幸，令人夭。"

## 概述
### 病症与对应穴位的具体阐述

如果孩子遇到稍食即吐、胸闷、胸郁、形体瘦弱、气虚体弱这样的情况，父母只要按压孩子的膻中穴，就有很好的调理和保健功效。在现代临床医学上，常用此穴位治疗咳嗽、气喘、气短、咳唾脓血、肺痈等呼吸系统病症；噎膈、臌胀、呕吐涎沫等消化系统病症。

## 穴位释名
### 人体穴位的得名渊源

"膻"，羊臊气或羊腹内的膏脂，这里指穴内气血为吸热后的热燥之气；"中"与外相对，指穴内。"膻中"指任脉之气在此吸热胀散。本穴物质为中庭穴传来的天部水湿之气，至本穴后吸热胀散，变为热燥之气，如羊肉带辛膻气味一样，所以名"膻中"。

## 主治
### 穴位按摩的治疗保健功效

（1）按摩这个穴位，有调气降逆、宽胸利膈的作用，能够治疗支气管哮喘、支气管炎、咳嗽、气喘、咯唾脓血、胸痹心痛、心悸、心烦等疾病。

（2）长期按压此穴位，对乳腺炎、乳汁过少、肋间神经痛等病症，有很好的调理和保健作用。

### 标准取穴

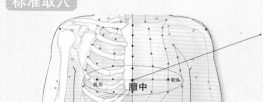

膻中穴位于胸部，当前正中线上，平第四肋间，两乳头连线的中点。

## 取穴技巧
特效穴位简便定位图解

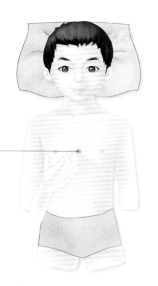

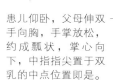
患儿仰卧，父母伸双手向胸，手掌放松，约成瓢状，掌心向下，中指指尖置于双乳的中点位置即是。

## 父母取穴按摩法
小儿按摩分步诠释

| 体位 | 患儿仰卧 |
|---|---|
| 取穴 | 父母双手伸向胸前，手掌放松，大约成瓢状，手掌心向下，中指的指尖放在患儿双乳的中点位置即是 |
| 按摩方法 | 父母用双手的中指同时用力按揉穴位，左右两手的中指轮流向下按揉穴位，先左后右，按压穴位时患儿应有刺痛的感觉 |
| 按摩时间 | 每次按揉1~3分钟 |

## 配伍治病
穴位搭配实用指南

| 配伍 | 功效 | 主治 |
|---|---|---|
| 配天突穴 | 平喘顺气、理顺气机 | 哮喘 |
| 配中脘穴、气海穴 | 散寒、和胃、止痛 | 呕吐反胃 |
| 配肺俞穴、丰隆穴、内关穴 | 滋阴润肺、宣肺止咳 | 咳嗽 |
| 配厥阴俞穴、内关穴 | 气血调畅、阴平阳秘 | 心悸、心烦、心痛 |

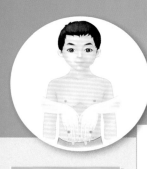

# 08 | 滑肉门穴
瘦身理气、调和中气

### 滑肉门穴

| | |
|---|---|
| 归经 | 足阳明胃经 |
| 位置 | 位于人体上腹部，在肚脐上方1寸，距前正中线2寸处。 |
| 功用 | 运化脾土，主治胃痛、呕吐、呃逆、肠鸣、泄泻、癫狂等。 |
| 按摩手法 | 以食、中、无名三指，指腹垂直下按，再向外拉，出力揉按，早晚各一次，每次揉按1~3分钟。 |

**穴位经典诠释**

关于这个穴位，《外台》曰："主狂癫疾，吐舌。"《图翼》曰："癫狂，呕逆，吐血，重舌舌强。"意为滑肉门穴可治疗癫狂、呕吐、吐舌、吐血等疾病，而本穴所处的位置为脾所主的腹部，故主治消化道疾病。

## 概述
### 病症与对应穴位的具体阐述

　　物质生活水平提高了，人们的生活富裕了，现在的小孩都是家中一宝，有什么要求家长都会尽量满足，于是一个个小胖子就出现了，严重的甚至到了小儿肥胖症的地步。只要父母能够每天坚持不懈地给孩子按摩滑肉门穴，就能够起到减肥的显著效果。

## 穴位释名
### 人体穴位的得名渊源

　　"滑"，滑行的意思；"肉"，脾之属，土的意思；"门"，出入的门户。"滑肉门"的意思是说胃经中的脾土微粒在风气的运化下，输到人体各部位。此处穴位的物质是从太乙穴传来的强功风气，而本穴所处的位置是脾所主的腹部，土性燥热，在风气的作用下脾土微粒吹刮四方。脾土微粒的运行如同滑行之状，所以名"滑肉门"，也称"滑肉穴""滑幽门穴"。

## 主治
### 穴位按摩的治疗保健功效

　　（1）每天坚持按摩此处穴位，对调理人体脂肪、健美减肥具有非常明显的效果。

　　（2）经常按摩滑肉门穴，能够治疗吐舌、舌强、重舌等病症。

**标准取穴**

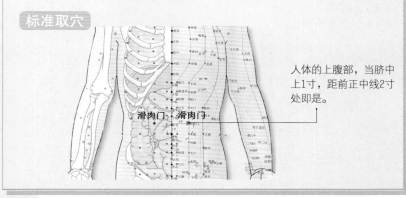

人体的上腹部，当脐中上1寸，距前正中线2寸处即是。

滑肉门　滑肉门

## 取穴技巧
特效穴位简便定位图解

患儿仰卧，父母拇指与小指弯曲，中间三指伸直并拢，手指朝下，以食指第一关节贴于患儿肚脐之上，则无名指第二关节所在位置即是该穴。

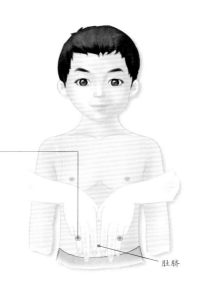

肚脐

## 父母取穴按摩法
小儿按摩分步诠释

| 体位 | 患儿仰卧或正坐 |
|---|---|
| 取穴 | 父母举起双手，掌心向下，放置在患儿肚脐上1寸、旁开2寸的部位即是 |
| 按摩方法 | 父母用食指、中指、无名指的指腹垂直下按，要稍微用些力，再向外拉，用力揉按。揉按此处穴位时，患儿可能会出现打嗝、放屁，以及肠胃蠕动加速或轻泻等现象，都属于正常反应 |
| 按摩时间 | 早晚各按揉一次，每次按揉1~3分钟 |

## 配伍治病
穴位搭配实用指南

| 配伍 | 功效 | 主治 |
|---|---|---|
| 配足三里穴 | 疏肝理气、和胃止痛 | 胃痛 |
| 配率谷穴、里内庭穴 | 和中降逆、行气止痛 | 胃寒、呕吐 |
| 特别贴士 | 滑肉门穴最大的作用就是润滑，它可以将人体内多余的痰湿痰浊排出体外。按摩此穴，可以保健脾胃，帮助消化，有助于排除体内多余的湿痰以达到减肥的效果 | |

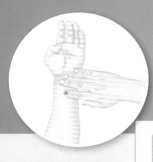

# 09 | 内关穴
止呕防晕、治疗落枕

## 内关穴

| | |
|---|---|
| 归经 | 手厥阴心包经 |
| 位置 | 位于人体的前臂掌侧，从近手腕的横皱纹的中央，往上大约三指宽的中央部位。 |
| 功用 | 疏导水湿、宁心安神、理气镇痛。 |

| | |
|---|---|
| 按摩手法 | 用拇指指尖或指甲尖垂直掐按穴位，每天早晚，左右各掐按1~3分钟，先左后右。 |

### 穴位经典诠释

《针灸甲乙经》中说："心澹澹而善惊恐，心悲，内关主之……实则心暴痛，虚则心烦，心惕惕不能动，失智，内关主之。"
《针灸大成》中也记载："主手中风热，失志，心痛，目赤，支满肘挛。实则心暴痛泻之，虚则头强补之。"

## 概述
病症与对应穴位的具体阐述

　　内关穴也是心包经上的重要穴位之一。这个穴位，对由于饮食不洁、呕吐不止或者想吐又吐不出来等各种原因导致的身体不适，具有良好的疗效。经常按摩内关穴，可以有效预防和治疗儿童呃逆。

## 穴位释名
人体穴位的得名渊源

　　"内"，内部；"关"，关卡。"内关"是指心包经的体表经水由此穴位注入体内。本穴物质是间使穴传来的地部经水，流至本穴后，由本穴的地部孔隙从地之表部注入心包经的体内经脉，心包经体内经脉经水的气化之气无法从本穴的地部孔隙外出体表，如同被关卡阻挡住了一样，所以名"内关"，也称"阴维穴"。

## 主治
穴位按摩的治疗保健功效

　　（1）按摩这个穴位对于因晕车、手臂疼痛、头痛、眼睛充血等引起的恶心想吐、胸胁痛、上腹痛、腹泻等症状，具有明显的缓解作用。
　　（2）长期按压这个穴位，对心绞痛、精神异常、风湿疼痛、胃痛、中风、哮喘、偏瘫、偏头痛具有明显的改善和调理作用。

### 标准取穴

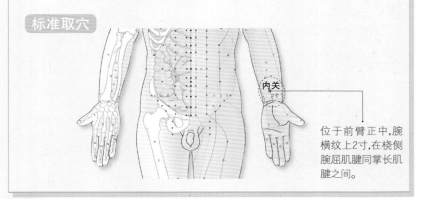

位于前臂正中，腕横纹上2寸，在桡侧腕屈肌腱同掌长肌腱之间。

## 取穴技巧
特效穴位简便定位图解

父母将一手三个手指头并拢，无名指放在患儿手腕横纹上，这时食指和患儿手腕交叉点的中点，就是内关穴。

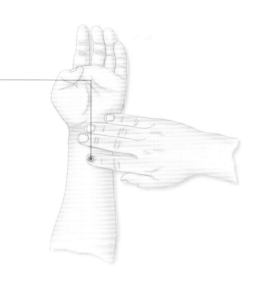

## 父母取穴按摩法
小儿按摩分步诠释

| 体位 | 患儿正坐，手平伸，掌心向上 |
|---|---|
| 取穴 | 患儿轻轻握拳，腕横纹中央上2寸即是 |
| 按摩方法 | 父母用一只手轻轻握住患儿手腕，大拇指弯曲，用指尖或指甲尖垂直掐按患儿穴位，先左后右。按压穴位时患儿应有酸、胀和微痛感 |
| 按摩时间 | 每天早晚两侧穴位各掐按1~3分钟 |

## 配伍治病
穴位搭配实用指南

| 配伍 | 功效 | 主治 |
|---|---|---|
| 配公孙穴 | 祛邪固本、缓解疼痛 | 肚痛 |
| 配中脘穴、足三里穴 | 活血化淤、理气降气 | 胃脘痛、呕吐、呃逆 |
| 配建里穴 | 益气固本、扶正祛邪 | 胸闷 |
| 配三阴交穴、次髎穴 | 活血化淤、止痛 | 落枕 |

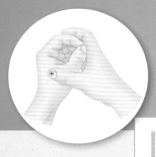

# 10 | 合谷穴
呼吸舒畅、缓解牙痛

### 穴位经典诠释

有关这个穴位，《资生经》云："风疹，合谷、曲池。"《大成》云："疗疮生面上与口角，灸合谷；小儿疳眼，灸合谷(二穴)，各一壮。"而由于本穴位处手背第一、二掌骨之间，肌肉间间隙较大，因而在本穴处，三间穴传来的气血汇聚，并形成强大的水湿云气场，故名合谷。

## 概述
病症与对应穴位的具体阐述

俗话说"牙痛不是病，痛起来真要命!"每个儿童仿佛都得经历一个"牙痛时代"。在民间也流行很多治疗牙痛的偏方，从中医推拿的角度来看，父母可以掌握一个缓解孩子牙痛的小窍门：只要孩子一牙痛，按压合谷穴，就会立即止痛。

## 穴位释名
人体穴位的得名渊源

这个穴位名出自《灵枢·本输》，也称虎口，属于手阳明大肠经。它是古代全身遍诊法三部九候部位之一，即中地部，以候胸中之气。合谷穴位于大拇指与食指之间的凹陷处，犹如两山之间的低下部分。拇指与食指的指尖相合时，在两指骨间有一处低陷如山谷的部位，所以称"合谷"。

## 主治
穴位按摩的治疗保健功效

（1）合谷穴为全身反应的最大刺激点，可以降低血压、镇静神经、调整机能、开关节而利痹疏风，行气血而通经祛清淤。

（2）能治头面的各种症状，不但对牙齿、眼、喉等疾病都有良好的功效，还能止喘、疗疮等。

标准取穴

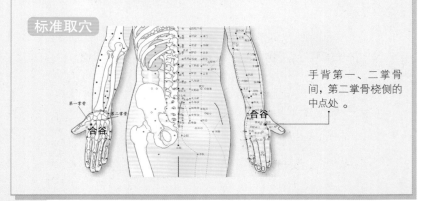

手背第一、二掌骨间，第二掌骨桡侧的中点处。

## 取穴技巧
特效穴位简便定位图解

患儿手轻握空拳，弯曲拇指与食指，两指指尖轻触，立拳。父母以手掌轻握拳外，以大拇指指腹、垂直下压即是该穴。

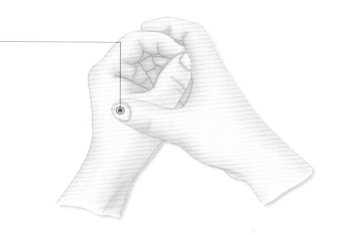

## 父母取穴按摩法
小儿按摩分步诠释

| 体位 | 体位不限。患儿的一只手轻握空拳，拇指和食指弯曲，两指的指尖轻触，立拳 |
|---|---|
| 取穴 | 父母的手掌轻轻握在拳头外，一手的拇指第一个关节横纹正对另一手的虎口边，拇指屈曲下按，指尖所指处即是 |
| 按摩方法 | 父母的手掌轻轻握在拳头外，用大拇指的指腹垂直按压穴位，分别按压患儿左右两手，按压穴位时患儿应有酸、痛、胀感 |
| 按摩时间 | 每次各按1～3分钟 |

## 配伍治病
穴位搭配实用指南

| 配伍 | 功效 | 主治 |
|---|---|---|
| 配太阳穴 | 益气养血、和络止痛 | 头痛 |
| 配太冲穴 | 清肝明目、疏风散热 | 目赤肿痛 |
| 配少商穴 | 清利咽喉、清泻肺热 | 咽喉肿痛 |
| 配地仓穴、颊车穴 | 疏风散寒、活血通络 | 眼歪斜 |

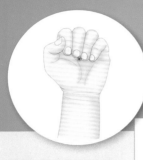

# 11 | 劳宫穴
安神散热、预防火气

## 概述
病症与对应穴位的具体阐述

患上鹅掌风的人，手掌和手背都奇痒无比，而且越抓越痒，让人非常难受，此时，只要稍微用力按压劳宫穴，就能够快速止痒。经常点压劳宫穴，还能够控制人体血压，并使血压逐渐恢复正常。

## 穴位释名
人体穴位的得名渊源

"劳"，劳作的意思；"宫"，宫殿的意思；"劳宫"的意思是指心包经的高热之气在此处穴位带动脾土中的水湿气化为气。本穴物质为中冲穴传来的高温干燥之气，行至本穴后，高温之气传热于脾土，使脾土中的水湿随之气化，穴内的地部脾土未受其气血之生，反而付出其湿，如人的劳作付出一样，所以名"劳宫"。

## 主治
穴位按摩的治疗保健功效

（1）这个穴位能够治疗各种瘙痒症状，尤其是手掌痒，比如鹅掌风。

（2）长期按压这个穴位，对于中风昏迷、中暑、心绞痛、呕吐、口疮、口臭、癫病、精神病、手掌多汗症、手指麻木等，具有很好的调理和保健效果。

**标准取穴**

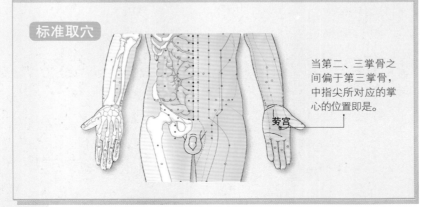

当第二、三掌骨之间偏于第三掌骨，中指尖所对应的掌心的位置即是。

劳宫

## 取穴技巧
特效穴位简便定位图解

患儿手平伸，微曲约45°，掌心向上，轻握掌，屈向掌心，中指尖所对应的掌心的位置即是劳宫穴。

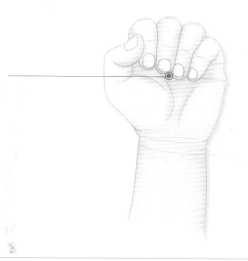

## 父母取穴按摩法
小儿按摩分步诠释

| 体位 | 患儿正坐，手平伸，微曲约45°，手掌心向上 |
|---|---|
| 取穴 | 患儿轻轻握掌，中指尖所指掌心部位即是该穴 |
| 按摩方法 | 父母用手轻握，四指放在患儿手背，大拇指弯曲，先左后右，用指甲尖垂直掐按穴位，按压穴位时患儿应有刺痛感 |
| 按摩时间 | 每天早晚两手穴位各掐按一次，每次1~3分钟 |

## 配伍治病
穴位搭配实用指南

| 配伍 | 功效 | 主治 |
|---|---|---|
| 配水沟穴、十宣穴、曲泽穴、委中穴 | 祛暑开窍、清热解暑 | 中暑昏迷 |
| 配金津穴、玉液穴、内庭穴 | 熄心火、消疮毒、除口臭 | 口疮、口臭 |
| 配后溪穴 | 清热利湿、凉血开窍 | 三消、黄疸 |
| 配涌泉穴 | 散热燥湿、吸热胀散 | 五般病 |

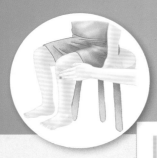

# 12 | 足三里穴
强身健体、调理脾胃

### 足三里穴

| | |
|---|---|
| 归经 | 足阳明胃经 |
| 位置 | 小腿外膝眼下3寸，距胫骨前嵴1横指，当胫骨前肌上。 |
| 功用 | 调节机体免疫力、增强抗病能力、调理脾胃、补中益气、通经活络、疏风化湿、扶正祛邪。 |

| | |
|---|---|
| 按摩手法 | 以中指指腹垂直按压穴位，每天早晚各一次，每次左右腿各揉按1~3分钟。 |

### 穴位经典诠释

据《灵枢》介绍，"邪在脾胃，则病肌肉痛，阳气有余，阴气不足，则热中善饥；阳气不足，阴气有余，则寒中肠鸣腹痛。阴阳俱有余，若俱不足，则有寒有热。皆调于足三里。"其意为当脾胃有问题、阳气或阴气不足、有腹痛肠鸣等症状的时候，都可以通过足三里穴来进行调理。

## 概述
病症与对应穴位的具体阐述

您的孩子有没有遇到过这种情况，如早晨正准备出门上学，却突然感到胃部抽搐，或者出现胃腹闷胀、吐酸、呕吐、腹泻、便秘等症状。对于这些症状，只要经常给孩子按摩足三里穴，就能够达到治疗保健的效果。

## 穴位释名
人体穴位的得名渊源

足三里穴是胃经的合穴，也就是胃脏精气功能的聚集点，主治腹部上、中、下三部之症，因此名为"三里"。此穴位于人体下肢，为了和手三里相区别，所以称为"足三里"。

## 主治
穴位按摩的治疗保健功效

（1）经常给孩子按摩此穴位能够防治肠胃疾病，对胃肠虚弱、胃肠功能低下、食欲不振、羸瘦、腹膜炎、肠雷鸣、腹泻、便秘、消化吸收不良、肝脏疾患、胃痉挛、急慢性胃炎、口腔及消化道溃疡、急慢性肠炎、胰腺炎、腹水膨胀、肠梗阻、痢疾等，都具有很好的疗效。

（2）长期按摩此穴对于胸中淤血、心腹胀满、脚气、眼疾等病症，也具有很好的调理作用。

`标准取穴`

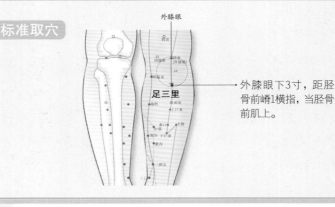

外膝眼下3寸，距胫骨前嵴1横指，当胫骨前肌上。

## 取穴技巧
特效穴位简便定位图解

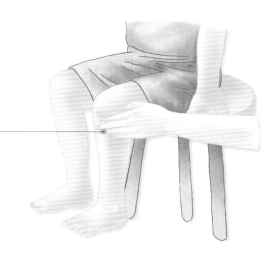

患儿正坐，屈膝90°，父母手心侧对髌骨，手指朝向里，无名指端处即是该穴。

## 父母取穴按摩法
小儿按摩分步诠释

| 体位 | 孩子正坐，屈膝90° |
|---|---|
| 取穴 | 患儿手除大拇指外，其余四指并拢，放在外膝眼直下四横指处即是穴位 |
| 按摩方法 | 父母用中指的指腹垂直用力按压，并因孩子的不同感觉向上或向下扩散。每次按压要使患儿的足三里穴有针刺一样的酸胀、发热的感觉，否则说明没有找对穴位 |
| 按摩时间 | 每天早晚各揉按一次，每次1～3分钟 |

## 配伍治病
穴位搭配实用指南

| 配伍 | 功效 | 主治 |
|---|---|---|
| 配曲池穴、丰隆穴、三阴交穴 | 健脾化痰、补益气血 | 头晕目眩 |
| 配中脘穴、内关穴 | 和胃降逆、宽中利气 | 胃脘痛 |
| 配脾俞穴、气海穴、肾俞穴 | 温阳散寒、调理脾胃 | 脾虚、慢性腹泻 |
| 配阳陵泉穴、行间穴 | 理脾胃、化湿浊、疏肝胆、清湿热 | 急性中毒性肝炎 |

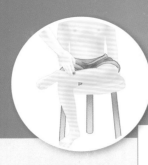

# 13 | 三阴交穴
调理脏腑、骨骼强健

## 三阴交穴

| | |
|---|---|
| 归经 | 足太阴脾经 |
| 位置 | 位于人体小腿内侧，足内踝上缘三指宽，踝尖正上方胫骨边缘凹陷中。 |
| 功用 | 健脾益血、调肝补肾、安神助眠。 |
| 按摩手法 | 以大拇指指尖垂直按压穴位，每天早晚各一次，每次左右各揉按1～3分钟。 |

### 穴位经典诠释

"三阴交"这个穴位的名称最早出现于《黄帝明堂经》。从唐代开始，"三阴"被理解为太阴、少阴、厥阴，三阴交被视为三阴经交会穴。宋以后，为了避免混淆，像"足太阴"这样的腧穴名不再使用，"三阴交"被认为是内踝上3寸处，但其主治证仍沿用"内踝上八寸"之"三阴交"穴主治证。

## 概述
病症与对应穴位的具体阐述

小孩子"尿床"不是稀罕事，但若是到了3岁以上，还是经常尿床，并且常常夜啼不止，那就需要给孩子按摩"三阴交穴"。它是肝、脾、肾三条阴经的交会穴，肝藏血、脾统血、肾藏精。肾为先天之本，脾为后天之本，先天依赖于后天的滋养，后天来自先天的促动，所以，经常按揉三阴交穴，可以调补肝、脾、肾三经的气血，让孩子健健康康。

## 穴位释名
人体穴位的得名渊源

"三阴"，即足三阴经；"交"，交会的意思。"三阴交"的意思就是指足部的三条阴经中气血物质在此穴交会。此穴物质有脾经提供的湿热之气，肝经提供的水湿风气，肾经提供的寒冷之气。三条阴经气血交会于此，故名"三阴交"。

## 主治
穴位按摩的治疗保健功效

（1）按压此穴能够使腹胀、消化不良、食欲不振、肠绞痛、腹泻、失眠、神经衰弱、全身无力、下肢麻痹、神经痛、脚气病等病症得到缓解。

（2）按压三阴交穴能排除淤血，产生新血，经常按摩此穴能有效去除头皮屑。

### 标准取穴

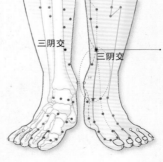

三阴交

三阴交

小腿内侧，足内踝尖上3寸，胫骨内侧缘后方。

## 取穴技巧
特效穴位简便定位图解

患儿正坐，抬脚置于另一腿上，父母一手除拇指外的四指并拢伸直，并将小指置于足内踝上缘处，则食指下，踝尖正上方胫骨边缘凹陷处即是该穴。

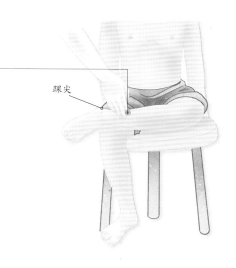

踝尖

## 父母取穴按摩法
小儿按摩分步诠释

| 体位 | 患儿正坐，抬起一只脚，放置在另一条腿上 |
|---|---|
| 取穴 | 父母的一只手的大拇指除外，其余四指轻轻握住内踝尖，在内踝尖直上3寸，胫骨后缘即是 |
| 按摩方法 | 父母的大拇指弯曲，用指尖垂直按压胫骨后缘，按压穴位时患儿会有强烈的酸痛感 |
| 按摩时间 | 每天早晚各按一次，每次揉按1～3分钟 |

## 配伍治病
穴位搭配实用指南

| 配伍 | 功效 | 主治 |
|---|---|---|
| 配足三里穴 | 固肠止泻、温养脾胃 | 肠鸣泄泻 |
| 配太溪穴 | 健脾益肺、补气缩泉 | 小儿遗尿 |
| 配大敦穴 | 温补肝肾、散寒通滞 | 疝气 |
| 配内关穴、神门穴 | 滋补肝肾、益精健脑 | 失眠 |

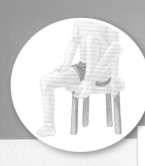

# 14 | 大敦穴
疏肝行气、预防疾病

### 大敦穴

| | |
|---|---|
| 归经 | 足厥阴肝经 |
| 位置 | 位于人体足部，大趾(靠第二趾一侧)甲根边缘约2毫米处。 |
| 功用 | 调理肝肾、熄风开窍、安神定痛。 |

| | |
|---|---|
| 按摩手法 | 用大拇指指腹揉按穴位，有酸、胀、痛的感觉。每次左右各揉按3~5分钟，先左后右。 |

### 穴位经典诠释

《灵枢·本输》中说这个穴位在"足大指之端及三毛之中也"。《针灸甲乙经》云："去爪甲如韭叶及三毛中。"《针经摘英集》云："在足大指外侧端。"《针灸集成》云："足大指爪甲根后四分，节前。"现在，大敦穴被普遍认为是在足大趾末节（靠第二趾一侧）甲根边缘外侧0.1寸（约2毫米）处。

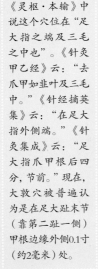

## 概述
病症与对应穴位的具体阐述

据中国医典古籍记载，大敦穴对治疗"昏厥、卒疝暴痛、脐腹痛、腹胀、小腹中热、石淋、尿血、小便难、遗尿、胁下若满、眩冒、善寐、目不欲视、卒心痛、太息、哕噫、大便秘结、癫狂、小儿惊风、手足拘急、足肿"等病症，具有良好的效果。

## 穴位释名
人体穴位的得名渊源

"大敦"，大树墩的意思，这里指穴内气血的生发特性。本穴物质为体内肝经外输的温热水液，本穴又是肝经之穴，水液由本穴的地部孔隙外出体表后蒸升扩散，表现出春天般的生发特性，就犹如大树墩在春天生发新枝一样，所以名"大敦"，也称"水泉穴""大训穴""大顺穴"。"水泉"的意思是指体内肝经水液源源不断由此穴外输体表。"大顺"指体内肝经外出体表的水液全部汽化后向天部而行。"大训"与"大顺"同义。

## 主治
穴位按摩的治疗保健功效

（1）这个穴位具有疏肝治疝、理血、清神的作用。

（2）按摩这个穴位，对疝气、尿血、癃闭、遗尿、淋疾、癫狂、痫证、小腹疼痛等病症，具有良好的疗效。

标准取穴

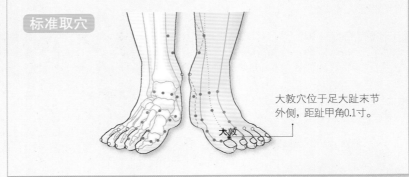

大敦穴位于足大趾末节外侧，距趾甲角0.1寸。

大敦

## 取穴技巧
特效穴位简便定位图解

患儿正坐垂足，屈曲左膝，抬一足置于椅上，父母用一手轻握左脚趾，四指在下，弯曲大拇指，以指甲尖垂直掐按穴位即是。

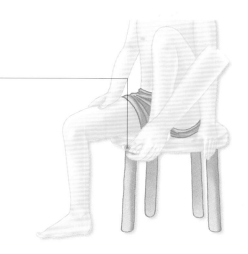

## 父母取穴按摩法
小儿按摩分步诠释

| 体位 | 患儿正坐垂足，把一脚抬起放在座椅上 |
| --- | --- |
| 取穴 | 父母用手轻轻握住患儿脚的脚趾，在足大趾趾甲边缘最靠第二趾之处即是 |
| 按摩方法 | 父母四指在下，大拇指在上，用指甲尖垂直掐按患儿穴位，先左后右，按压穴位时患儿会有刺痛的感觉 |
| 按摩时间 | 两侧穴位每天各掐按3～5分钟 |

## 配伍治病
穴位搭配实用指南

| 配伍 | 功效 | 主治 |
| --- | --- | --- |
| 配太冲穴、气海穴、地机穴 | 疏肝、行气、止痛 | 疝气 |
| 配隐白穴 | 补益肝脾、调理冲任 | 功能性子宫出血 |
| 配百会穴、三阴交穴、照海穴 | 调补肝肾、益气固脱 | 子宫脱垂 |
| 配内关穴、水沟穴 | 舒缓焦躁情绪 | 癫痫、中风昏仆 |

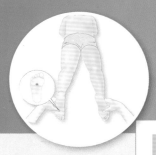

# 15 涌泉穴
引火归元、百病不生

## 涌泉穴

| | |
|---|---|
| 归经 | 足少阴肾经 |
| 位置 | 位于足底足前部的凹陷处，第二、三趾的趾缝纹头端和足跟连线的前1/3处。 |
| 功用 | 散热生气、养生保健、增强体质。 |

| | |
|---|---|
| 按摩手法 | 以大拇指指腹由下往上推按，每日早晚，左右足心各推按1~3分钟。 |

## 概述
病症与对应穴位的具体阐述

经常按摩涌泉穴能增强人体的免疫功能，提高抵抗传染病的能力。在中国民间，推搓涌泉穴俗称"搓脚心"，是我国流传已久的自我养生保健按摩疗法之一，甚至有"若要老人安，涌泉常温暖"的俗语。同时，经常按摩涌泉穴，还可以帮助孩子长高。

## 穴位释名
人体穴位的得名渊源

"涌"，溢出的意思；"泉"，泉水。"涌泉"是指体内肾经的经水从此处穴位溢出体表，所以称"涌泉"。在《寿视养老新书》中指出："旦夕之间擦涌泉，使脚力强健，无痿弱酸痛之疾矣。"北宋著名大文豪苏东坡也在《养生论》中，把擦"涌泉"视为养生之道。

## 主治
穴位按摩的治疗保健功效

（1）经常按摩此穴，具有散热生气的作用。

（2）长期按摩这个穴位，能够清热、开郁。

（3）对治疗咽喉肿痛、头痛、目眩、失音、失眠、小便不利、中暑、中风、高血压、癫痫等疾病，具有特效。

（4）经常按摩此穴位，还能缓解并治疗神经衰弱等疾病。

### 标准取穴

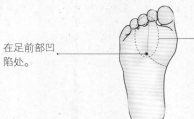

在足前部凹陷处。

第二、三趾趾缝纹头端与足跟连线的前1/3处。

## 取穴技巧
特效穴位简便定位图解

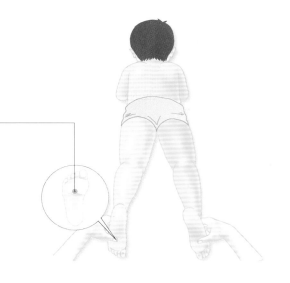

患儿俯卧，父母用手轻握
患儿脚，四指置于足背，
弯曲大拇指按压处即是。

## 父母取穴按摩法
小儿按摩分步诠释

| | |
|---|---|
| 体位 | 患儿俯卧，脚掌尽量朝外 |
| 取穴 | 父母用手轻握住患儿的脚，足前部凹陷处第二、三趾趾缝纹头端与足跟连线的前1/3处即是 |
| 按摩方法 | 父母四指放在患儿的脚背，大拇指弯曲并放在患儿穴位处，用大拇指的指腹从下往上推按穴位，按压穴位时患儿会有痛感 |
| 按摩时间 | 左右脚心每日早晚各推按1~3分钟 |

## 配伍治病
穴位搭配实用指南

| 配伍 | 功效 | 主治 |
|---|---|---|
| 配然谷穴 | 泻火解毒、利咽消肿 | 喉痹 |
| 配阴陵泉穴 | 养阴清热、化湿通络 | 热病、挟脐急痛 |
| 配水沟穴、照海穴 | 镇静安神、通窍定痫 | 癫痫 |
| 配太冲穴、百会穴 | 益气养血、和络止痛 | 头项痛 |

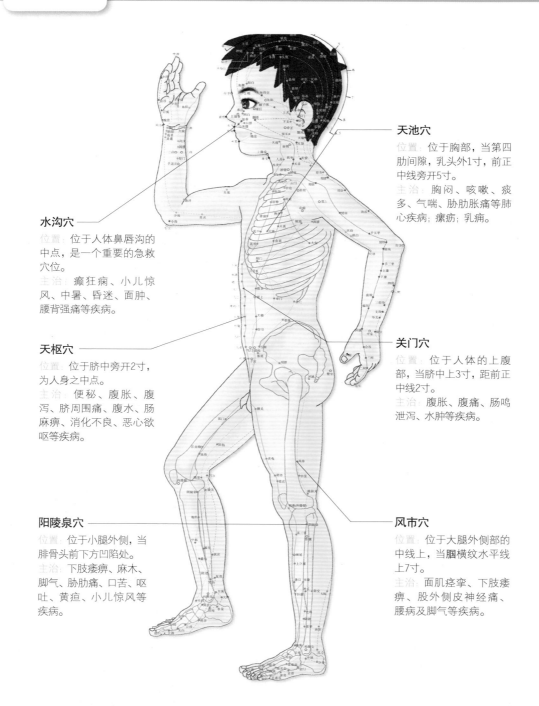

**天池穴**

位置：位于胸部，当第四肋间隙，乳头外1寸，前正中线旁开5寸。

主治：胸闷、咳嗽、痰多、气喘、胁肋胀痛等肺心疾病；瘰疬；乳痈。

**水沟穴**

位置：位于人体鼻唇沟的中点，是一个重要的急救穴位。

主治：癫狂病、小儿惊风、中暑、昏迷、面肿、腰背强痛等疾病。

**天枢穴**

位置：位于脐中旁开2寸，为人身之中点。

主治：便秘、腹胀、腹泻、脐周围痛、腹水、肠麻痹、消化不良、恶心欲呕等疾病。

**关门穴**

位置：位于人体的上腹部，当脐中上3寸，距前正中线2寸。

主治：腹胀、腹痛、肠鸣泄泻、水肿等疾病。

**阳陵泉穴**

位置：位于小腿外侧，当腓骨头前下方凹陷处。

主治：下肢痿痹、麻木、脚气、胁肋痛、口苦、呕吐、黄疸、小儿惊风等疾病。

**风市穴**

位置：位于大腿外侧部的中线上，当腘横纹水平线上7寸。

主治：面肌痉挛、下肢痿痹、股外侧皮神经痛、腰病及脚气等疾病。

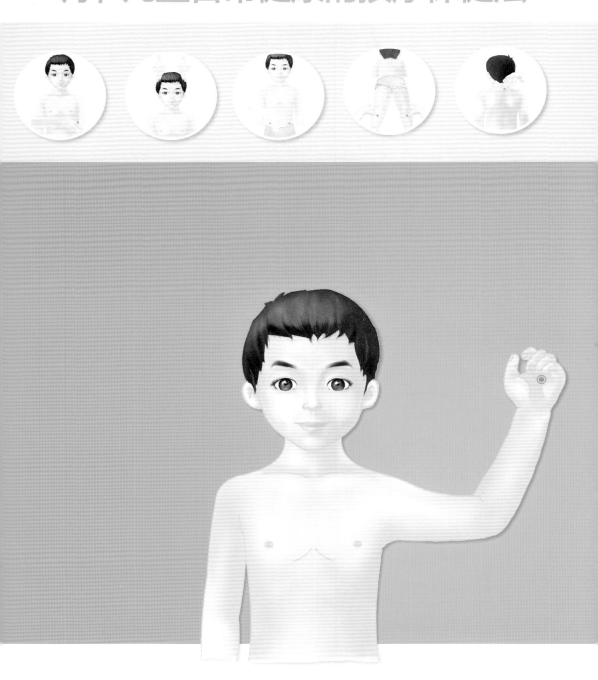

# Chapter 4
# 调节儿童日常健康的按摩保健法

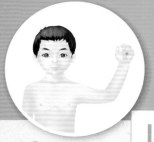

# 01 消除疲劳
## 有效缓解儿童疲劳

## 概述
### 亚健康状态与儿童按摩

现在，学龄儿童面临着越来越重的学业负担，学习、生活节奏也长期处于紧张状态，以至于出现肌肉酸痛、四肢乏力、用眼过度、大脑倦怠的情况，身体长期处于疲劳状态。父母除了要帮助孩子改变不好的学习习惯，同时学校配合不给孩子过重的学习压力和精神压力外，还需配合按摩、饮食疗法等方式，帮助孩子缓解疲劳。

## 标准取穴
### 儿童按摩标准挂图定位取穴

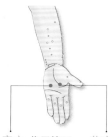
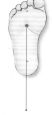
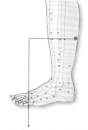

**少府穴** 位于第四、第五掌骨之间，屈指握拳时，小指尖处。

**劳宫穴** 在人体的手掌心，即握拳屈指时，中指尖所在的部位。

**涌泉穴** 在足底足前部的凹陷处，第二、三趾的趾缝纹头端和足跟连线的前1/3处。

**飞扬穴** 在小腿后面，外踝后，昆仑穴直上7寸，承山穴外下方1寸处。

## 按摩流程
### 对症按摩步骤分步详解

Step 1

按摩穴位：劳宫穴
按摩手法：拇指压法
按摩时间：1~3分钟
按摩力度：重

Step 2

按摩穴位：涌泉穴
按摩手法：拇指压法
按摩时间：1~3分钟
按摩力度：重

Step 3
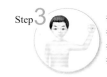
按摩穴位：少府穴
按摩手法：拇指压法
按摩时间：3~5分钟
按摩力度：适度

Step 4

按摩穴位：飞扬穴
按摩手法：二指压法
按摩时间：1~3分钟
按摩力度：适度

---

### 特别贴士

要消除疲劳状态，首先要注意劳逸结合。学习要合理安排时间，生活要有规律，特别当大脑疲劳时，要适当参加体育活动，如跑步、游泳、打球等，以提高机体的活力、精力，但锻炼的强度不宜过大，时间也不宜过长。对于学习紧张的孩子，每天应尽量保持充足的睡眠时间，以使其迅速消除疲劳。

### 适宜饮食

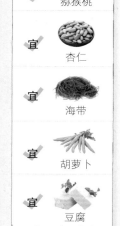

宜 猕猴桃

宜 杏仁

宜 海带

宜 胡萝卜

宜 豆腐

# 02 | 考前保健
## 及时消除考前综合征

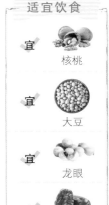

## 概述
### 亚健康状态与儿童按摩

　　学龄时期的儿童面临各种大大小小的考试，特别是像中考、高考等决定孩子未来的考试，更是至关重要。如何让孩子以平常心面对考试，缓解考试带来的紧张情绪，保证在考试中发挥正常水平，是非常重要的。在考试之前，父母为孩子进行适当按摩，有助于孩子缓解疲劳，减轻压力，提神醒脑。

## 标准取穴
### 儿童按摩标准挂图定位取穴

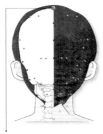 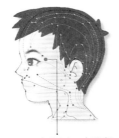 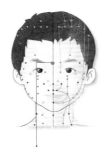

**百会穴** 位于人体头部，在头顶正中线与两耳尖端连线的交点处。

**太阳穴** 在颞部，当眉梢与目外眦之间，向后约1横指凹陷处。

**印堂穴** 在额部，当两眉头中间处。

## 按摩流程
### 对症按摩步骤分步详解

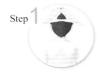

Step 1

按摩穴位：百会穴
按摩手法：二指压法
按摩时间：1~3分钟
按摩力度：轻

Step 2

按摩穴位：太阳穴
按摩手法：拇指压法
按摩时间：1~3分钟
按摩力度：适度

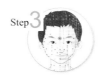

Step 3

按摩穴位：印堂穴
按摩手法：食指压法
按摩时间：1~3分钟
按摩力度：适度

### 特别贴士

为了让孩子在考试前舒缓紧张情绪，父母除了应多加鼓励外，也要保证孩子正常休息，劳逸结合。如果心情紧张，可将双手交叉放在桌面上，闭眼挺腰进行深呼吸，一般节奏为吸气5秒，呼气3~4秒，连做3次，可以改善紧张情绪。如果孩子在考前出现心跳、手抖、失眠、食欲不振等症状，应进行积极的心理调适，如运用积极暗示来增强信心。

### 适宜饮食

宜　核桃

宜　大豆

宜　龙眼

宜　红枣

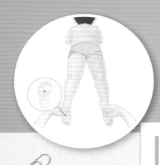

# 03 | 改善睡眠

让孩子睡得香精神好

## 概述

亚健康状态与儿童按摩

　　睡眠对孩子的成长发育有着极为重要的作用，睡眠不好不仅会影响孩子的生长，还会对智力发育、身体免疫力产生影响。中医理论认为："阳气尽则卧，阴气尽则寤。"因此孩子的睡眠不好多因心火过旺、心肾失和、阴阳失调所致。通过按摩和刮拭头部、足部等身体部位的穴位，可以振奋阳气、滋阴降火、调节阴阳，有效改善孩子的睡眠状况。

## 标准取穴

儿童按摩标准挂图定位取穴

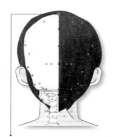 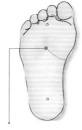 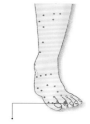

**百会穴** 位于人体头部，在头顶正中线与两耳尖端连线的交点处。

**涌泉穴** 在足底足前部的凹陷处，第二、三趾的趾缝纹头端和足跟连线的前1/3处。

**厉兑穴** 在足第二趾末节外侧，距趾甲角0.1寸处。

## 按摩流程

对症按摩步骤分步详解

Step **1**

Step **2**

Step **3**

按摩穴位：涌泉穴
按摩手法：拇指压法
按摩时间：1~3分钟
按摩力度：重

按摩穴位：厉兑穴
按摩手法：拇指压法
按摩时间：1~3分钟
按摩力度：适度

按摩穴位：百会穴
按摩手法：二指压法
按摩时间：1~3分钟
按摩力度：轻

### 特别贴士

要想让孩子睡得好，父母应合理安排孩子的活动时间，如午睡的时间不宜过长，一般2个小时左右已足够；晚饭后可适当进行一些轻松宁静的活动，但不可玩得太过兴奋。晚饭及临睡前也不要让孩子吃得太饱。另外，在消除了引起睡眠不好的因素后，如果孩子每隔2~3小时还会出现轻度哭闹或烦躁不安时，可轻拍或抚摸孩子，让孩子重新入睡。

### 适宜饮食

宜
牛奶

宜
核桃

宜
蜂蜜

宜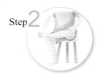
大枣

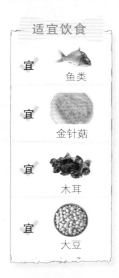

# 04 | 益智健脑
## 让孩子越来越聪明

## 概述
### 亚健康状态与儿童按摩

孩子出生后的1～3年是大脑发育的黄金时期，大脑皮质发育迅速，因此1～3岁也是开发孩子智力的黄金时期，且越早开发越好。帮助孩子变聪明，既需要合理的饮食搭配，还需要配合按摩保健养生法，全面启发孩子智力。

## 标准取穴
### 儿童按摩标准挂图定位取穴

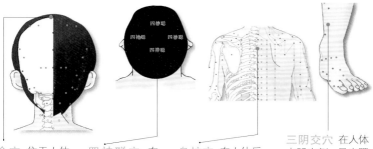

**百会穴** 位于人体头部，在头顶正中线与两耳尖端连线的交点处。

**四神聪穴** 在头顶部，百会穴前后左右各1寸，共4穴。

**身柱穴** 在人体后背部，当后正中线上，第三胸椎棘突下凹陷处。

**三阴交穴** 在人体小腿内侧，足内踝上缘三指宽，踝尖正上方胫骨边缘凹陷中。

## 按摩流程
### 对症按摩步骤分步详解

Step 1

按摩穴位：百会穴
按摩手法：二指压法
按摩时间：1～3分钟
按摩力度：轻

Step 2

按摩穴位：四神聪穴
按摩手法：二指压法
按摩时间：1～3分钟
按摩力度：轻

Step 3

按摩穴位：三阴交穴
按摩手法：拇指压法
按摩时间：1～3分钟
按摩力度：适度

Step 4

按摩穴位：身柱穴
按摩手法：中指折叠法
按摩时间：3～5分钟
按摩力度：重

### 特别贴士

在婴幼儿时期，孩子有着惊人的学习能力和求知欲。此时，父母要有目的、有计划地帮助孩子认识周围事物，通过细致观察及时发现孩子的需要与兴趣，切不能生硬急躁，以免挫伤孩子的积极性，而是应该耐心教导、不断鼓励，以和蔼的态度为孩子营造温暖的氛围，激活孩子的潜能，因材施教，让孩子具有健康的心态和热情自信的性格。

### 适宜饮食

| | |
|---|---|
| 宜 | 鱼类 |
| 宜 | 金针菇 |
| 宜 | 木耳 |
| 宜 | 大豆 |

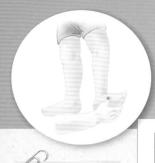

# 05 | 开胃消食
改善肠胃虚弱的妙方

## 适宜饮食

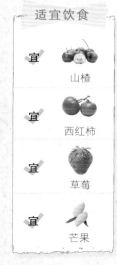

宜　山楂

宜　西红柿

宜　草莓

宜　芒果

## 概述
亚健康状态与儿童按摩

　　健康的脾胃功能对孩子的生长发育十分重要。一方面，孩子生长发育所需的营养物质都需要脾胃进行转化；另一方面，孩子的脾胃功能负担较重，一旦喂养不当，就会造成脾胃功能失调，甚至会导致脾胃病的发生。父母为孩子适当地实施按摩，可以帮助孩子健运脾胃，调理胃肠功能，增进孩子食欲。

## 标准取穴
儿童按摩标准挂图定位取穴

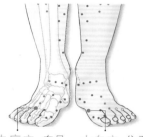

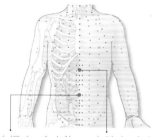

内庭穴　在足的次趾与中趾之间，脚叉缝尽处的凹陷中。

太白穴　位于足内侧缘，当第一跖骨小头后下方凹陷处，即脚的内侧缘靠近足大趾处。

神阙穴　在人体的腹中部，肚脐中央。

上脘穴　在人体上腹部，前正中线上，当脐中上5寸。

## 按摩流程
对症按摩步骤分步详解

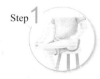
Step 1
按摩穴位：内庭穴
按摩手法：拇指压法
按摩时间：1~3分钟
按摩力度：适度

Step 2
按摩穴位：神阙穴
按摩手法：全手压法
按摩时间：1~3分钟
按摩力度：轻

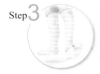
Step 3
按摩穴位：太白穴
按摩手法：拇指压法
按摩时间：1~3分钟
按摩力度：适度

Step 4
按摩穴位：上脘穴
按摩手法：中指压法
按摩时间：1~3分钟
按摩力度：重

# 06 | 减肥瘦身
不节食、不吃药的按摩法

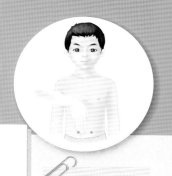

## 概述
### 亚健康状态与儿童按摩

　　随着生活条件的好转，儿童肥胖正逐渐成为父母的烦恼。医学上将体重超过同龄儿童20%以上的，称为"小儿肥胖症"。肥胖不仅影响了孩子的正常生活，对于其身心健康也极为不利，父母除了通过控制饮食帮助孩子减肥外，也可以通过适量的运动锻炼和按摩帮助孩子成功减肥瘦身。

## 标准取穴
### 儿童按摩标准挂图定位取穴

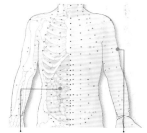
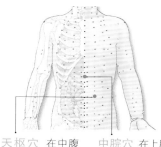

滑肉门穴 位于人体上腹部，在肚脐上方1寸，距前正中线2寸处。

消泺穴 在臂外侧，当清冷渊与臑会连线中点处。

天枢穴 在中腹部，肚脐左右两侧3指宽处。

中脘穴 在上腹部前正中线上，当脐中上4寸。

## 按摩流程
### 对症按摩步骤分步详解

**Step 1**

按摩穴位：滑肉门穴
按摩手法：三指压法
按摩时间：1~3分钟
按摩力度：重

**Step 2**
按摩穴位：消泺穴
按摩手法：四指压法
按摩时间：3~5分钟
按摩力度：重

**Step 3**

按摩穴位：天枢穴
按摩手法：三指压法
按摩时间：1~3分钟
按摩力度：适度

**Step 4**

按摩穴位：中脘穴
按摩手法：中指折压法
按摩时间：1~3分钟
按摩力度：重

### 特别贴士

对于肥胖的孩子，要使其体重减轻则必须限制饮食，在满足孩子基本营养及生长发育需求的基础上，应让孩子每日摄入的能量低于机体消耗的总能量，如选用热量少、体积大的食物，每餐进食的量应合理等。此外，应为肥胖的孩子制订运动计划，但不宜剧烈运动，开始时应选择容易坚持的运动项目，以提高孩子对运动的兴趣。

### 适宜饮食

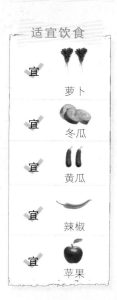

宜　萝卜

宜　冬瓜

宜　黄瓜

宜　辣椒

宜　苹果

名医教你做孩子最好的按摩师　81

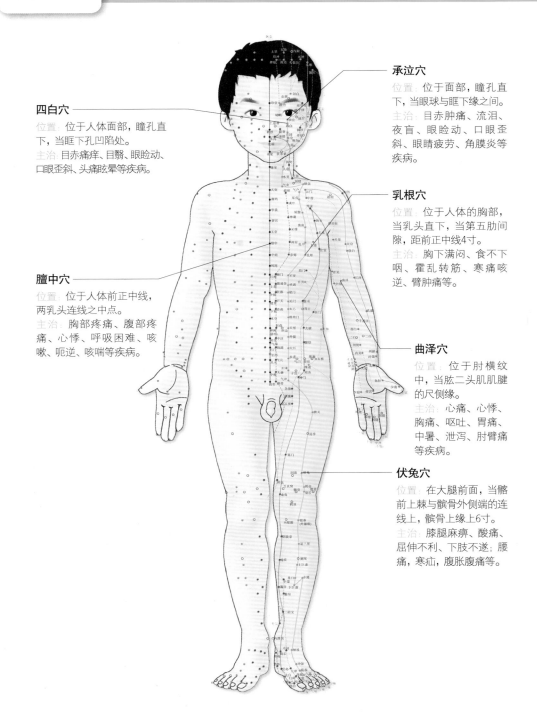

**承泣穴**

位置：位于面部，瞳孔直下，当眼球与眶下缘之间。

主治：目赤肿痛、流泪、夜盲、眼睑动、口眼歪斜、眼睛疲劳、角膜炎等疾病。

**四白穴**

位置：位于人体面部，瞳孔直下，当眶下孔凹陷处。

主治：目赤痛痒、目翳、眼睑动、口眼歪斜、头痛眩晕等疾病。

**乳根穴**

位置：位于人体的胸部，当乳头直下，当第五肋间隙，距前正中线4寸。

主治：胸下满闷、食不下咽、霍乱转筋、寒痛咳逆、臂肿痛等。

**膻中穴**

位置：位于人体前正中线，两乳头连线之中点。

主治：胸部疼痛、腹部疼痛、心悸、呼吸困难、咳嗽、呃逆、咳喘等疾病。

**曲泽穴**

位置：位于肘横纹中，当肱二头肌肌腱的尺侧缘。

主治：心痛、心悸、胸痛、呕吐、胃痛、中暑、泄泻、肘臂痛等疾病。

**伏兔穴**

位置：在大腿前面，当髂前上棘与髌骨外侧端的连线上，髌骨上缘上6寸。

主治：膝腿麻痹、酸痛、屈伸不利、下肢不遂；腰痛，寒疝，腹胀腹痛等。

# Chapter 5
# 儿童常见病症的按摩治疗法

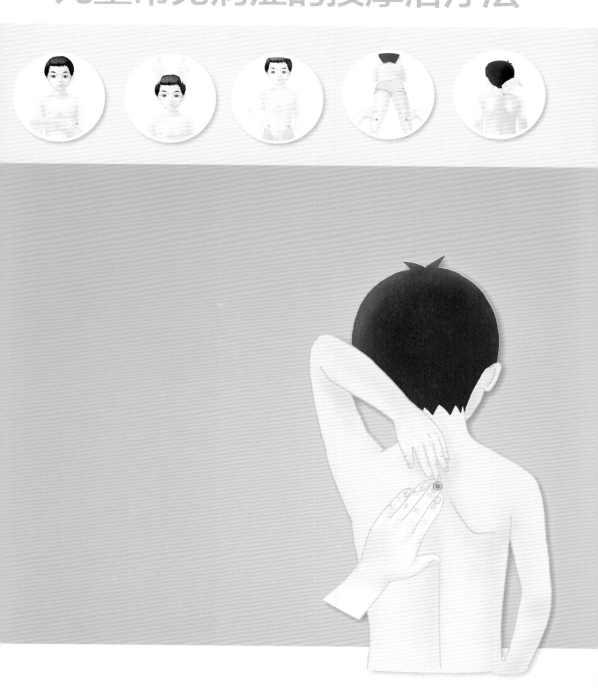

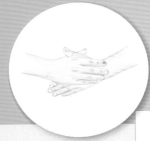

# 01 | 小儿头痛
轻松缓解头痛症状

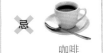
## 概述
疾病概念与简要论述

在儿童期，头痛是较常见的症状，常发病于学龄期儿童。但是，小儿头痛绝大多数都是属于良性的血管性头痛及肌肉收缩性头痛，唯一要注意的是脑部病变引起的头痛，若未能及时发现，常会遗留严重的后遗症，千万不可疏忽。

## 发病机制
发病原因及其影响因素

大约20%的小儿会反复出现头痛症状，但却找不出原因。常见的头痛原因有以下几种：发烧或缺氧，因颅内血管扩张而引发头痛；脑膜炎，因脑膜发炎而受到刺激，就会产生头痛；脑瘤，因颅内的肿块使一些动脉和静脉窦受到牵扯而引起头痛；头部其他器官出现问题，如鼻窦炎、青光眼、眼睛疲劳、近视、中耳炎、牙痛，以及其他因素等。

## 临床症状
疾病临床特点与表现

（1）急性头痛：突然出现明显的头痛，但疼痛只有这一次，不会反复发作。有时还会伴随其他症状，如发热、恶心、呕吐等。

（2）急性反复性头痛：一次又一次反复出现头痛，每次持续几个小时至几天，有时还会并发恶心、呕吐、视力模糊、肚痛等症状。

（3）慢性头痛：疼痛每天都存在，但每天都只是隐隐作痛，感觉不太舒服，而头痛并不会加重。

## 日常护理
疾病防治实用指南

绝大多数的小儿头痛都是良性的，只需要服用普通的止痛药或让孩子换个环境，休息一下即能缓解。但如果头痛第一次发作，同时伴有高热、呕吐、脖子发硬、畏光等症状，就必须马上就医，不能延误。

## 标准取穴
儿童按摩标准挂图定位取穴

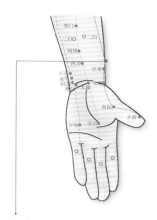

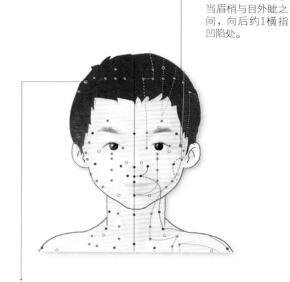

太阳穴 在颞部，当眉梢与目外眦之间，向后约1横指凹陷处。

列缺穴 在桡骨茎突的上方，腕横纹上1.5寸处。

头维穴 位于头侧部的发际中，在发际点向上一指宽处，嘴动时该处肌肉也会动（当额角发际上0.5寸，头正中线旁开4.5寸）。

## 按摩流程
对症按摩步骤分步详解

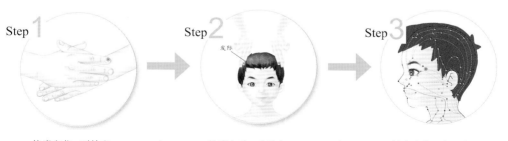

Step 1

按摩穴位：列缺穴
按摩手法：食指揉法
按摩时间：1~3分钟
按摩力度：适度

Step 2

按摩穴位：头维穴
按摩手法：食指揉法
按摩时间：1~3分钟
按摩力度：适度

Step 3

按摩穴位：太阳穴
按摩手法：拇指压法
按摩时间：1~3分钟
按摩力度：适度

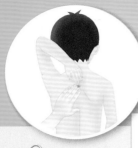

# 02 小儿感冒
散热退热、不吃苦药

**小偏方**

1.把鸡蛋在碗中打匀，并将煮沸的红糖水倒入盛有鸡蛋的碗中。一岁以上的宝宝可再加一片生姜，可祛寒暖胃，并利于消化吸收。

2.生姜10克、葱白15克、白萝卜150克、红糖20克，用水煎服，服后微出汗，主治感冒畏寒、咳嗽痰多。

3.鲜藿香叶5克，砂糖适量，煎水饮用，可治风寒感冒。

**饮食宜忌**

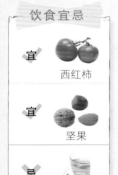

| 宜 | 西红柿 |
| 宜 | 坚果 |
| 忌 | 茶 |
| 忌 | 冷饮 |

## 概述
疾病概念与简要论述

感冒，俗称伤风，在西医学中属于"急性上呼吸道感染"，是指喉部以上，上呼吸道鼻咽部的急性感染。一般而言，小儿感冒以病毒性感染为主，除此外可有支原体和细菌感染。其发病率高，全年均可发病，而以冬春两季为多。发病年龄以婴幼儿为主，学龄儿童相对减少。

## 发病机制
发病原因及其影响因素

与成人相比，小儿的免疫系统本身就不成熟，处于免疫功能低下状态。婴幼儿的上呼吸道黏膜稚嫩，且呼吸道的通路比较窄，因而特别容易受到侵害，也容易因呼吸道肿胀而出现气短气急的症状。所以，当婴幼儿突然受凉或营养不良时，局部组织就容易受到病毒、细菌的侵害，以至于引起炎症。另外，小儿缺乏锻炼或过度疲劳也容易诱发感冒。

## 临床症状
疾病临床特点与表现

小儿感冒的轻重程度相差较大，潜伏期大多为2~3天，婴幼儿重症较多。

（1）轻症感冒只有鼻部症状，如流清鼻涕、鼻塞、打喷嚏等，或许同时出现流泪、轻度咳嗽或者咽部不适等症状，此时一般3~4天内可以自然痊愈。但如果感染涉及鼻咽部，就会引起发热、咽痛、扁桃体炎，婴幼儿则容易出现呕吐及腹泻，发热可持续2~3日至1周左右。

（2）重症感冒时会出现全身症状，开始时出现高热，体温可达39~40℃或更高。同时出现发冷、头痛、全身无力、食欲锐减、睡眠不安等症状。

## 日常护理
疾病防治实用指南

为了预防感冒，孩子平时应积极加强锻炼，增强体质。在冬春季，应避免发病诱因，适时增减衣物。当孩子患上感冒时，应让孩子多休息，多喝水。

## 标准取穴
儿童按摩标准挂图定位取穴

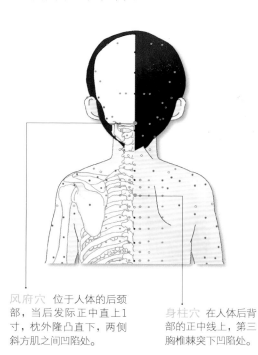

**风府穴** 位于人体的后颈部,当后发际正中直上1寸,枕外隆凸直下,两侧斜方肌之间凹陷处。

**身柱穴** 在人体后背部的正中线上,第三胸椎棘突下凹陷处。

**太渊穴** 手掌心朝上,腕横纹的桡侧,大拇指立起时,有大筋竖起,筋内侧凹陷处就是该穴位。

## 按摩流程
对症按摩步骤分步详解

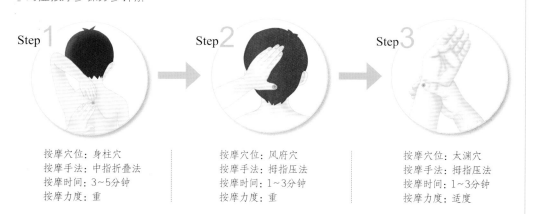

Step **1**

按摩穴位:身柱穴
按摩手法:中指折叠法
按摩时间:3~5分钟
按摩力度:重

Step **2**

按摩穴位:风府穴
按摩手法:拇指压法
按摩时间:1~3分钟
按摩力度:重

Step **3**

按摩穴位:太渊穴
按摩手法:拇指压法
按摩时间:1~3分钟
按摩力度:适度

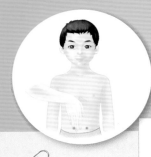

# 03 | 小儿腹泻
温中止泻、疏调胃肠

**饮食宜忌**

| 宜 |  果汁 |
| 宜 |  苹果 |
| 忌 |  牛奶 |
| 忌 | 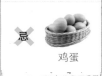 鸡蛋 |

## 概述
疾病概念与简要论述

小儿腹泻，是多病原、多因素引起的以腹泻为主的一组疾病，其主要特点为大便次数增多和大便性状改变，可同时伴有发热、呕吐、腹痛等症状，并可引发不同程度的水、电解质、酸碱平衡紊乱。

## 发病机制
发病原因及其影响因素

小儿腹泻的病因可分为感染因素和非感染因素。

①感染因素主要为病毒感染和细菌感染。各种病毒如轮状病毒、诺如病毒、星状病毒、科萨奇病毒、埃可病毒、冠状病毒等侵入肠道后，导致病毒性肠炎。细菌感染大多为大肠杆菌、弯曲菌等引起；②非感染因素。如喂养不定时、不适当或以淀粉类食品为主食，或饮食中脂肪过多以及断奶后食物成分不恰当，都会引发轻度腹泻。气候突然变化、腹部受凉诱发肠蠕动增加，或天气过热、饮奶过多诱发消化功能紊乱，都可导致腹泻。

## 临床症状
疾病临床特点与表现

①轻型腹泻以胃肠道症状为主，排便次数异常（3~10次/天），大便性状改变，偶有溢乳或呕吐，常由饮食因素及肠道外感染引起，多在几日内痊愈；②重型腹泻常急性起病，除了表现出较重的胃肠道症状外，脱水、电解质紊乱和全身中毒症状也较明显，还可能会出现发热、烦躁、精神萎靡、嗜睡甚至昏迷、休克的情况。病初可出现呕吐，大便次数增多，每日十至数十次，大便多为黄色水样或蛋花样并带少量黏液，少数患儿也可有少量血便。

## 日常护理
疾病防治实用指南

为预防小儿腹泻，平时应合理喂养，注意卫生管理，特别在夏秋季节应注意气候变化。如出现腹泻症状，应合理调配饮食，维持适当的营养，并及时对症治疗，避免滥用抗生素。

## 标准取穴
儿童按摩标准挂图定位取穴

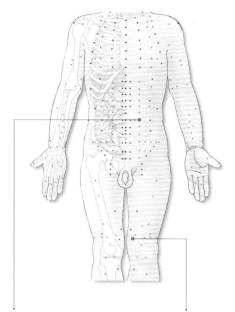 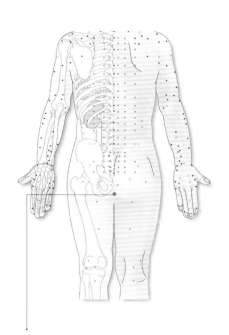

天枢穴 在中腹部，肚脐左右两侧三指宽处。

血海穴 在大腿内侧，髌底内侧端上2寸处，当股四头肌内侧头的隆起处。

长强穴 在人体的尾骨端下，当尾骨端与肛门连线的中点处。

## 按摩流程
对症按摩步骤分步详解

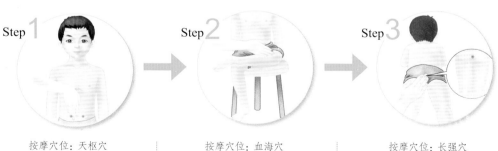

Step 1

按摩穴位：天枢穴
按摩手法：三指压法
按摩时间：1～3分钟
按摩力度：适度

Step 2

按摩穴位：血海穴
按摩手法：拇指压法
按摩时间：3～5分钟
按摩力度：适度

Step 3

按摩穴位：长强穴
按摩手法：二指压法
按摩时间：1～3分钟
按摩力度：轻

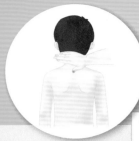

# 04 | 小儿鼻出血
快速止血、疏风清热

## 概述
### 疾病概念与简要论述

鼻出血是鼻科常见疾病的一个共同症状。一般而言，儿童鼻出血多为鼻腔干燥、毛细血管韧度不够而破裂所致，在中医理论中则被视为肺燥血热，大概90%的小儿鼻出血在短时间内都能够止血，预后一般较成人要好，多不需要住院治疗。

## 发病机制
### 发病原因及其影响因素

儿童鼻出血的局部病因主要是由于饮食不当，如不吃蔬菜、饮水少，而导致鼻黏膜干燥，进而在排便、打喷嚏、睡眠时引发出血。2～5岁的儿童喜欢用手挖鼻，或将各种异物塞入鼻腔内，或由于好动导致受伤，都会导致流鼻血。儿童流鼻血的全身因素主要是血液病，如血友病、白血病、血小板减少性紫癜、再生障碍性贫血等，特别在血液疾病好发的儿童期，流鼻血经常是血液病的首发症状。

## 临床症状
### 疾病临床特点与表现

（1）鼻出血的轻度症状仅为涕中带血，或鼻腔中有结痂血块但不会流出血液；单侧或双侧鼻出血，仅从前鼻腔滴出少量血液，这时出血时间短，并能自然止血。

（2）鼻出血的重度症状常为血流如注，或口鼻同时涌出血液，这时出血时间较长，不容易简单止血。对儿童而言，鼻腔前部出血是最常见的出血部位，有些孩子平时喜欢挖鼻，严重者会直接损伤鼻中隔前下部的血管丛，引发出血，但一般出血量不大，容易止住。

## 日常护理
### 疾病防治实用指南

为了避免鼻腔干燥，孩子平时应多吃蔬菜，尤其是多进食粗纤维食物、多喝水，定时排便。日常生活中，不宜用手挖鼻，以免损害鼻黏膜，引起出血。

## 标准取穴
儿童按摩标准挂图定位取穴

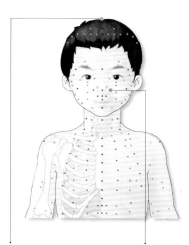
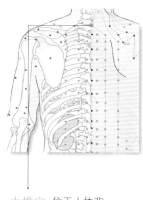
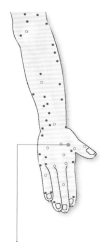

大椎穴 位于人体背部正中线上，第七颈椎棘突下凹陷中。

百会穴 位于人体头部，在头顶正中线与两耳尖端连线的交点处。

迎香穴 在鼻翼外缘中点旁、当鼻唇沟中间。

合谷穴 当拇指和食指伸张时，在第一、二掌骨的中点，稍微偏向食指处。

## 按摩流程
对症按摩步骤分步详解

Step 1
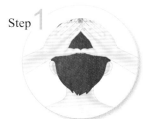

按摩穴位：百会穴
按摩手法：二指压法
按摩时间：1～3分钟
按摩力度：轻

Step 2
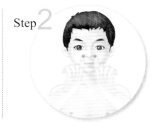

按摩穴位：迎香穴
按摩手法：中指压法
按摩时间：1～3分钟
按摩力度：适度

Step 3
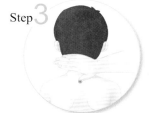

按摩穴位：大椎穴
按摩手法：拇指压法
按摩时间：1～3分钟
按摩力度：轻

Step 4
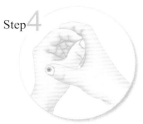

按摩穴位：合谷穴
按摩手法：拇指压法
按摩时间：1～3分钟
按摩力度：重

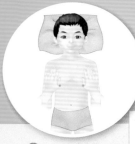

# 05 | 小儿呕吐
轻松止呕、缓解症状

### 饮食宜忌

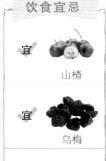

宜　山楂

宜　乌梅

忌　辣椒

忌　胡椒

## 概述
疾病概念与简要论述

小儿呕吐是儿科临床工作中极为常见的消化道症状，是以恶心为前驱，胃内容物或一部分小肠内容物被强制性通过食管逆流出口腔的动作。常伴有头晕、流涎、脉缓、血压降低等迷走神经兴奋症状。

## 发病机制
发病原因及其影响因素

小儿呕吐常有许多原因，常见的有以下几种。

（1）喂奶过多或母乳喂养时姿势不正确，婴儿吃奶后又未行立位排出胃内气体等都会引起呕吐；婴儿及幼儿一次进食量较多或食物不易消化也会引起呕吐。

（2）患有全身感染性疾病，或上呼吸道感染、支气管炎、肺炎等疾病，在高热、恶心时常发生呕吐。

（3）消化道感染性疾病、神经系统疾病、腹部疾病都可能引起呕吐。

## 临床症状
疾病临床特点与表现

小儿呕吐应注意其发生、特点及表现。

（1）时间和次数的差别。新生儿生后数小时内开始呕吐咖啡色黏液可能是误咽母血，3岁幼儿反复呕吐咖啡色物则可能因为食管裂孔疝。

（2）呕吐方式。新生儿口角流出少量奶汁样物体，可能是生理性的；如从口内反流涌出、从口腔大量吐出或自口腔和鼻孔同时喷出，则可能是先天性肥厚性幽门狭窄。

## 日常护理
疾病防治实用指南

小儿呕吐大部分是由胃炎、肠炎引起的，所以家长要注意孩子大便的情况和形状。如果呕吐情况较轻，可以让孩子吃一些易消化的流质食物。呕吐时应让孩子取侧卧位，或者头低下，以防止呕吐物被吸入气管。

## 标准取穴
儿童按摩标准挂图定位取穴

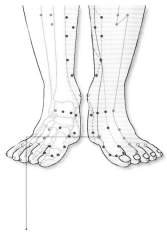

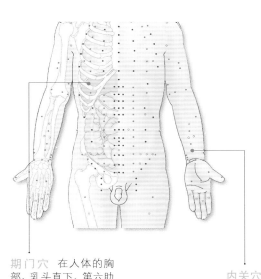

公孙穴 位于人体足内侧缘，当第一跖骨基底部的前下方。

期门穴 在人体的胸部，乳头直下，第六肋间隙，脐上6寸处。

内关穴 在人体的前臂掌侧，从近手腕的横纹的中央，往上大约三指宽的中央部位。

## 按摩流程
对症按摩步骤分步详解

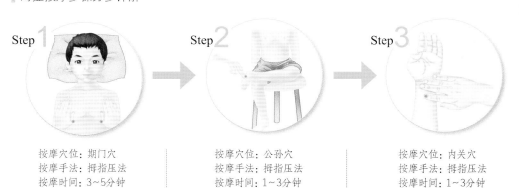

Step 1

Step 2

Step 3

按摩穴位：期门穴
按摩手法：拇指压法
按摩时间：3~5分钟
按摩力度：轻

按摩穴位：公孙穴
按摩手法：拇指压法
按摩时间：1~3分钟
按摩力度：适度

按摩穴位：内关穴
按摩手法：拇指压法
按摩时间：1~3分钟
按摩力度：重

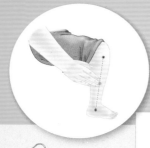

# 06 | 小儿咳嗽
平喘止咳、滋补肺气

## 概述
疾病概念与简要论述

小儿咳嗽是一种防御性呼吸反射动作,当呼吸道黏膜里的感受器被异物、刺激性气体、呼吸道内分泌物刺激后,人体就会通过咳嗽把刺激呼吸道黏膜的物质清理出来,以自我保护。

## 发病机制
发病原因及其影响因素

根据病程,咳嗽可分为急性咳嗽、亚急性咳嗽和慢性咳嗽。急性咳嗽病程小于2周,其最常见病因是感冒,也常见于上呼吸道或者下呼吸道感染以及哮喘急性发作。亚急性咳嗽病程大于2周而小于4周,其发病原因除呼吸道感染外还可见于细菌性鼻窦炎和哮喘。慢性咳嗽病程为8周或8周以上,病因较多,不仅与呼吸系统有关,还与消化系统有关。

## 临床症状
疾病临床特点与表现

①上呼吸道感染引发的咳嗽多为一声声刺激性咳嗽,无痰;小儿嗜睡,食欲不振,流鼻涕,有时可伴随低热,出汗退热后症状消失;②支气管炎引发的咳嗽。其症状为咳嗽有痰,有时剧烈咳嗽并发出咳喘声,一般在夜间小儿入睡后的两个小时或凌晨时咳嗽最厉害;③过敏性咳嗽。其症状为持续或反复发作性的剧烈咳嗽,小儿活动或哭闹时咳嗽加重,早晨和夜间较为明显,咳嗽通常会持续3个月,多发生于花粉季节;④吸入异物引发呛咳。小儿突然出现剧烈呛咳,并伴有呼吸困难,可能是异物误入咽喉或气管。

## 日常护理
疾病防治实用指南

孩子平时应加强锻炼,应注意保持生活环境的湿润、洁净和通风。对于晚上咳嗽的孩子,应让其取侧卧位,最好将头部或上身用毛巾、枕头垫得稍高一些,以免呼吸道分泌物返流到气管。

## 标准取穴
儿童按摩标准挂图定位取穴

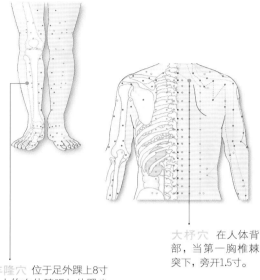

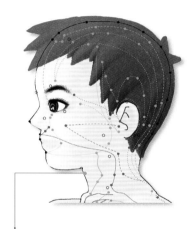

丰隆穴 位于足外踝上8寸（大约在外膝眼与外踝尖的连线中点）处。

大杼穴 在人体背部，当第一胸椎棘突下，旁开1.5寸。

廉泉穴 在人体的颈部，当前正中线上，结喉上方，舌骨上缘凹陷处。

## 按摩流程
对症按摩步骤分步详解

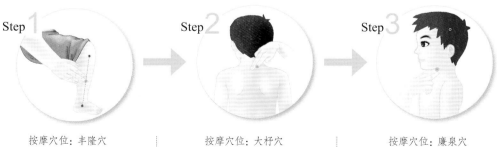

Step 1

按摩穴位：丰隆穴
按摩手法：三指压法
按摩时间：1~3分钟
按摩力度：适度

Step 2

按摩穴位：大杼穴
按摩手法：中指折叠法
按摩时间：1~3分钟
按摩力度：适度

Step 3

按摩穴位：廉泉穴
按摩手法：拇指压法
按摩时间：1~3分钟
按摩力度：轻

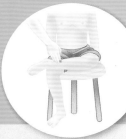

# 07 | 小儿遗尿

睡觉不再"画地图"

 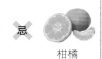
## 概述

### 疾病概念与简要论述

小儿遗尿是指小儿在熟睡时不自主地排尿，俗称"尿床"，常见于3岁以上的小儿。一般来说，小儿至4岁时仅20%有遗尿，10岁时5%有遗尿，有少数患者遗尿症状可持续到成年期。

## 发病机制

### 发病原因及其影响因素

小儿遗尿的确切原因目前仍不完全清楚，一般认为与下列因素有关。

①遗传因素。遗尿通常在家族中显性遗传，若父母均有遗尿史，他们的孩子便有3/4的机率尿床。若父母一方曾为尿床患者，他们的孩子有1/2的机率患病；②睡眠过深。如果孩子常在睡前玩耍得很疲劳，就会导致睡得很深，不易唤醒，也多在梦境中尿床；③膀胱的夜间控制能力发育迟缓。有些孩子膀胱较正常孩子的小，他们平时排尿次数相对较多，但尿量不多，夜间也容易遗尿；④环境与精神因素。当小儿遭遇家庭不合、父母离异、失去双亲、虐待等，也会出现暂时性的遗尿症状。

## 临床症状

### 疾病临床特点与表现

在中医学里，小儿遗尿被认为是膀胱寒冷，下元虚寒，或病后体质虚弱，脾肺气虚，或不良习惯所致。而小儿遗尿中，原发性遗尿占大多数，男孩占大多数，其中尤以夜间遗尿最常见，甚至每晚遗尿2～3次，患儿还可伴有夜惊、梦游多动或其他行为障碍。

## 日常护理

### 疾病防治实用指南

为了改善遗尿症状，孩子应养成良好的作息和卫生习惯，白天也要避免活动过度。父母应掌握孩子的尿床时间和规律，夜间用闹钟唤醒患儿起床排尿1～2次。父母应注意照顾孩子的自尊心，多劝慰鼓励，少斥责惩罚，以减轻孩子的心理负担。

## 标准取穴
儿童按摩标准挂图定位取穴

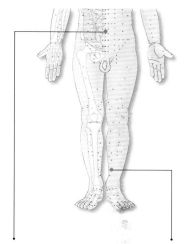
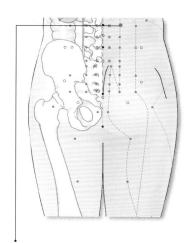

气海穴 在下腹部，前正中线上，脐中下1.5寸。

三阴交穴 在人体小腿内侧，足内踝上缘三指宽，踝尖正上方胫骨边缘凹陷中。

肾俞穴 在腰部第二腰椎棘突下，旁开1.5寸。

## 按摩流程
对症按摩步骤分步详解

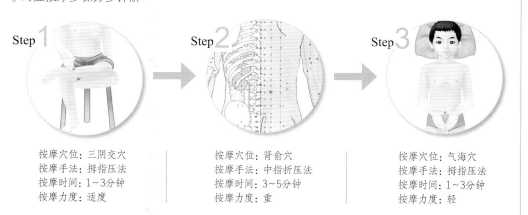

**Step 1**
按摩穴位：三阴交穴
按摩手法：拇指压法
按摩时间：1~3分钟
按摩力度：适度

**Step 2**
按摩穴位：肾俞穴
按摩手法：中指折压法
按摩时间：3~5分钟
按摩力度：重

**Step 3**
按摩穴位：气海穴
按摩手法：拇指压法
按摩时间：1~3分钟
按摩力度：轻

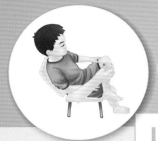

# 08 | 新生儿黄疸
## 清热利湿、祛除"胎黄"

### 饮食宜忌

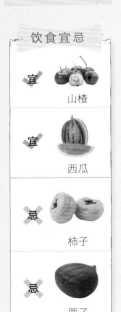

| 宜 | 山楂 |
| 宜 | 西瓜 |
| 忌 | 柿子 |
| 忌 | 栗子 |

## 概述
### 疾病概念与简要论述

新生儿黄疸是新生儿期常见症状之一,约一半以上的新生儿在临床上可出现不同程度的黄疸。一般来说,新生儿的黄疸大部分都是正常的生理现象,只有少数情况属于疾病造成的,被称为病理性黄疸,它可能引发严重的后遗症,甚至危及新生儿的生命。

## 发病机制
### 发病原因及其影响因素

当胎儿发育到12周时,未结合胆红素通过胎儿的气管和支气管树分泌到羊水中,绝大部分通过胎盘由母体循环清除,所以新生儿刚出生时都无黄疸。胎儿出生后,新生儿体内的胆红素生成过多,且由于新生儿代谢和排泄能力低下,所以血液中的胆红素水平升高,新生儿就出现了生理性黄疸。病理性黄疸则是由多种因素引发的,且常有多种病因同时存在。如胆红素生成过多、肝细胞摄取和结合胆红素能力低下、胆红素排泄异常都可能引发病理性黄疸。

## 临床症状
### 疾病临床特点与表现

足月出生的新生儿生理性黄疸多于出生后2~3天出现,4~5天达高峰,发作时间一般为7~10天。轻者在面颈部呈浅黄色,重者可延及躯干、四肢,但一般不过肘膝。婴儿粪便色黄,尿色不黄,一般无不适症状,无贫血现象,肝脾不肿大,肝功能正常,不发生核黄疸。早产儿黄疸程度较重,消退也较迟,可延至4周。

## 日常护理
### 疾病防治实用指南

为了预防新生儿黄疸,在新生儿出生后应尽早给予喂食,以让胎便尽早排出体外,当胎便从黑色转变为黄色,也就说明排干净了。另外,父母应保证新生儿充足的液体摄入,以利于胆黄素的排泄。

## 标准取穴
儿童按摩标准挂图定位取穴

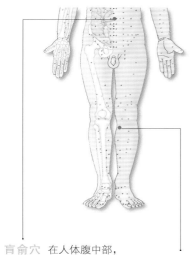

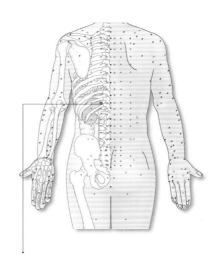

肓俞穴  在人体腹中部，当脐中旁开0.5寸处。

阴陵泉穴  在人体的小腿内侧，膝下胫骨内侧凹陷处，与阳陵泉穴相对。

胆俞穴  在人体背部第十胸椎棘突下，旁开1.5寸。

## 按摩流程
对症按摩步骤分步详解

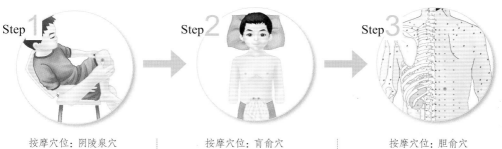

Step 1
按摩穴位：阴陵泉穴
按摩手法：拇指压法
按摩时间：1~3分钟
按摩力度：重

Step 2
按摩穴位：肓俞穴
按摩手法：中指折压法
按摩时间：1~3分钟
按摩力度：重

Step 3
按摩穴位：胆俞穴
按摩手法：中指折压法
按摩时间：3~5分钟
按摩力度：适度

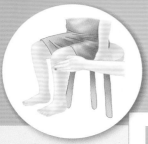

# 09 | 小儿消化不良
## 增强孩子胃动力

## 概述
### 疾病概念与简要论述

这里的消化不良是指功能性消化不良，它是一组表现为反复发作的餐后饱胀、早饱、厌食、嗳气、恶心、呕吐、上腹痛、上腹烧灼感或反酸，但却不属于器质性、系统性或代谢性疾病的常见临床症候群。在罗马Ⅲ标准中，功能性消化不良被诊断为：经排除器质性疾病，反复发生的上腹痛、烧灼感、餐后饱胀或早饱达半年以上，且近两个月有症状。

## 发病机制
### 发病原因及其影响因素

目前，功能性消化不良被认为是多因素综合作用的结果，其中以下几个因素是比较常见的：①饮食与环境因素。功能性消化不良患者的症状往往与饮食有关，特别是含气饮料、咖啡，柠檬或其他水果以及油炸类食物会使消化不良的症状加重；②胃酸分泌异常。部分功能性消化不良的患者会出现溃疡样症状，进食后可逐渐缓解，这都与胃酸分泌有关；③幽门螺杆菌感染。作为一种革兰阴性细菌，幽门螺杆菌一般定植于胃的黏液层表，其感染会引发消化不良；④胃肠运动功能障碍。如慢性胃炎可能通过神经、体液因素影响胃的运动功能。

## 临床症状
### 疾病临床特点与表现

功能性消化不良的常见症状有上腹痛、腹胀、胃气胀、早饱、嗳气、恶心、呕吐、上腹灼热感等，这些症状很少全部同时出现，一般出现一种或数种，但会持续存在或反复发作。

## 日常护理
### 疾病防治实用指南

对于功能性消化不良的患儿，应调节其饮食结构，使其养成良好的进餐习惯，如少吃肉类、冷饮、零食等，应多吃蔬菜、水果。另外，应帮助患儿养成良好的排便习惯，这有助于改善消化不良症状。

## 标准取穴
儿童按摩标准挂图定位取穴

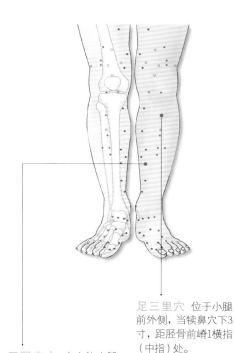

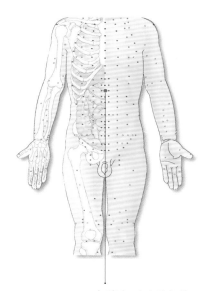

足三里穴 位于小腿前外侧，当犊鼻穴下3寸，距胫骨前嵴1横指（中指）处。

中脘穴 在上腹部前正中线上，当脐中上4寸。

三阴交穴 在人体小腿内侧，足内踝上缘三指宽，踝尖正上方胫骨边缘凹陷中。

## 按摩流程
对症按摩步骤分步详解

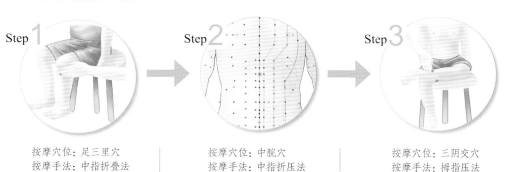

Step 1

按摩穴位：足三里穴
按摩手法：中指折叠法
按摩时间：1～3分钟
按摩力度：重

Step 2

按摩穴位：中脘穴
按摩手法：中指折压法
按摩时间：1～3分钟
按摩力度：重

Step 3

按摩穴位：三阴交穴
按摩手法：拇指压法
按摩时间：1～3分钟
按摩力度：适度

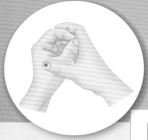

# 10 | 冻疮
消炎去肿、加速气血运行

## 小偏方

1.当归15克，红枣10克，山楂15克。将红枣泡发洗净与当归、山楂一齐置入砂锅中，加水煮沸，改文火煮1小时，即成，渴汤吃枣。

2.生姜剁碎后，将其汁挤出，小火熬制成稠状，每天将稠状液涂于患处。平时也可以用生姜片涂擦易患冻疮的地方，可以起到预防的作用。

## 饮食宜忌

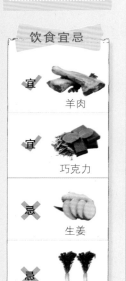

宜 羊肉

宜 巧克力

忌 生姜

忌 萝卜

## ▌概述
疾病概念与简要论述

冻疮是冬季或早春季节常见病之一，多好发生于孩子远离心脏的末端部位，如手、足、耳轮、面颊等处，可单侧或双侧发生。

## ▌发病机制
发病原因及其影响因素

冻疮多发生在人体远离心脏的末端部位，这些部位皮下脂肪较少，血管微细，血流量也少，遇到寒冷刺激时，血管收缩易发生缺血、缺氧、代谢异常等症状，时间一久血管就会麻痹扩张、淤血，血浆渗出引起局部水肿、水疱或溃烂，冻疮严重时还可伤及肌肉或骨骼，甚至导致局部组织坏死。除了寒冷因素外，鞋袜潮湿、鞋过小过紧也会引发冻疮。肢端血液循环不良、手足多汗、缺少运动、营养不良、过度劳累、局部活动少、植物神经功能紊乱也是诱发冻疮的原因。

## ▌临床症状
疾病临床特点与表现

冻疮初起常为局部性红斑或暗红带紫色肿块，触之冰凉，有刺痒、灼痛感，受热后痒感加剧。稍恶化，局部皮肤会变成紫红色，红肿而且有硬结。继续下去便会形成水疱或溃烂，含淡黄色或白色浆液，表面有渗出液，并往往伴有感染发炎，破溃后形成糜烂或溃疡，感觉疼痛。

## ▌日常护理
疾病防治实用指南

为了预防冻疮，孩子平时要经常进行耐寒锻炼，坚持户外活动，经常揉搓冻疮好发部位，以改善血液循环，增加肌体的耐寒力。变换季节时，尤其应注意保暖。做到勤洗鞋袜，以保持干燥、清洁。鞋袜、手套的大小要合适，不能过紧，以免影响局部血液循环。孩子手脚的暴露部位还可抹些蛤蜊油或防冻油，以防止皮肤皲裂。

## 标准取穴
儿童按摩标准挂图定位取穴

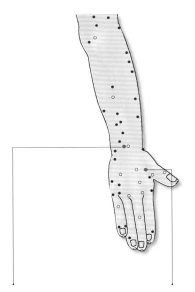

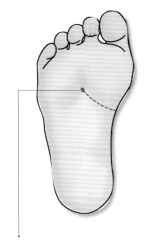

**阳池穴** 在人体腕背横纹中，当指伸肌腱的尺侧缘凹陷处，前对中指和无名指的指缝。

**合谷穴** 当拇指和食指伸张时，在第一、二掌骨的中点，稍微偏向食指处。

**涌泉穴** 在足底足前部的凹陷处，第二、三趾的趾缝纹头端和足跟连线的前1/3处。

## 按摩流程
对症按摩步骤分步详解

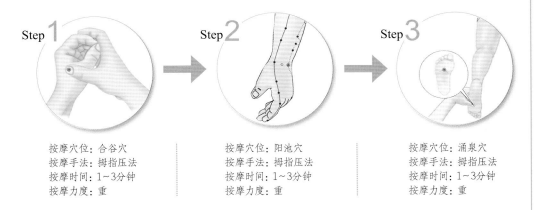

Step 1
按摩穴位：合谷穴
按摩手法：拇指压法
按摩时间：1~3分钟
按摩力度：重

Step 2
按摩穴位：阳池穴
按摩手法：拇指压法
按摩时间：1~3分钟
按摩力度：重

Step 3
按摩穴位：涌泉穴
按摩手法：拇指压法
按摩时间：1~3分钟
按摩力度：重

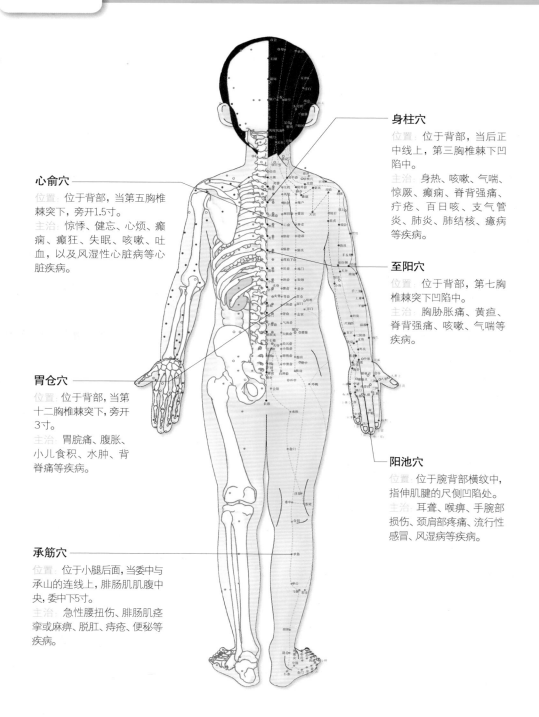

**身柱穴**

位置：位于背部，当后正中线上，第三胸椎棘下凹陷中。

主治：身热、咳嗽、气喘、惊厥、癫病、脊背强痛、疔疮、百日咳、支气管炎、肺炎、肺结核、癔病等疾病。

**心俞穴**

位置：位于背部，当第五胸椎棘突下，旁开1.5寸。

主治：惊悸、健忘、心烦、癫痫、癫狂、失眠、咳嗽、吐血，以及风湿性心脏病等心脏疾病。

**至阳穴**

位置：位于背部，第七胸椎棘突下凹陷中。

主治：胸胁胀痛、黄疸、脊背强痛、咳嗽、气喘等疾病。

**胃仓穴**

位置：位于背部，当第十二胸椎棘突下，旁开3寸。

主治：胃脘痛、腹胀、小儿食积、水肿、背脊痛等疾病。

**阳池穴**

位置：位于腕背部横纹中，指伸肌腱的尺侧凹陷处。

主治：耳聋、喉痹、手腕部损伤、颈肩部疼痛、流行性感冒、风湿病等疾病。

**承筋穴**

位置：位于小腿后面，当委中与承山的连线上，腓肠肌肌腹中央，委中下5寸。

主治：急性腰扭伤、腓肠肌痉挛或麻痹、脱肛、痔疮、便秘等疾病。

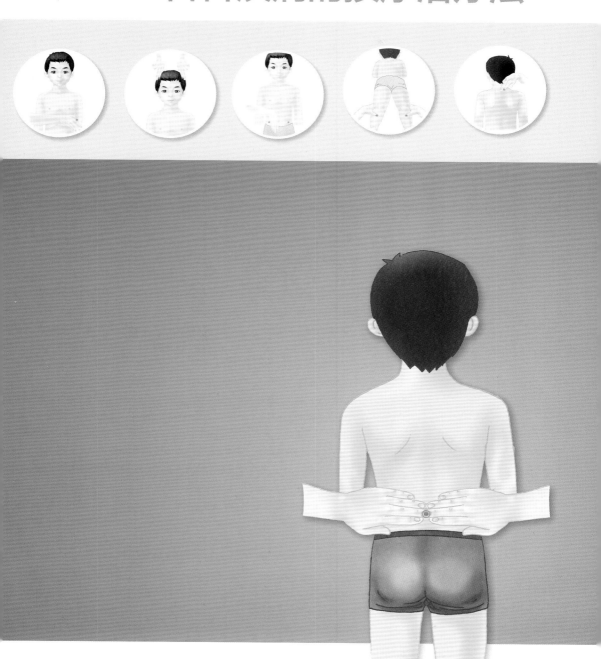

# Chapter 6
# 儿童五官科疾病的按摩治疗法

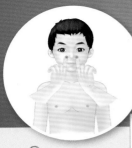

# 01 | 鼻炎
## 帮助孩子轻松呼吸

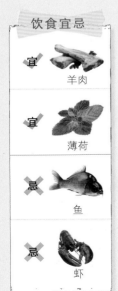

饮食宜忌

宜 羊肉

宜 薄荷

忌 鱼

忌 虾

## 概述
### 疾病概念与简要论述

小儿鼻炎是鼻腔黏膜和黏膜下组织因为病毒感染、病菌感染、刺激物刺激等而引起的急性或慢性炎症。从发病的急缓及病程的长短来说，小儿鼻炎可分为急性鼻炎、慢性鼻炎和过敏性鼻炎。

## 发病机制
### 发病原因及其影响因素

急性鼻炎一般是由于受凉、过劳、维生素缺乏等，孩子受到病毒感染或者在病毒感冒的基础上继发细菌感染，因而诱发鼻炎。特别是当气温突变，孩子衣服加减不及时，或孩子因睡眠中踢开被子或贪玩而导致受凉时，很容易引发鼻炎。慢性鼻炎的病因有急性鼻炎的反复发作或未彻底治疗，鼻腔及鼻窦的慢性疾病等。

## 临床症状
### 疾病临床特点与表现

小儿急性鼻炎发病时有轻度恶寒发热，全身不适，鼻咽部有灼热感，鼻内发干、发痒，常打喷嚏的症状。在1~2日后渐有鼻塞，流大量清水样鼻涕，嗅觉减退，头痛。4日后鼻塞加重，分泌物转为黄脓鼻涕，正常情况下1周左右恢复正常。

小儿慢性鼻炎的主要特征是鼻塞、嗅觉失灵。患有慢性单纯性鼻炎时，鼻涕呈黏液性，常伴头痛、头昏等症状，鼻塞在夜间、静坐时加重，白天稍微好转。当患儿侧卧时，居下侧的鼻腔阻塞，上侧鼻腔通气良好。

## 日常护理
### 疾病防治实用指南

为了预防鼻炎，孩子平时应注意保持鼻腔卫生，并在擤鼻涕时按压一侧鼻孔稍稍用力外擤，之后交替而擤。患有慢性鼻炎的孩子更应加强锻炼以增强体质，预防感冒，日常生活中注意不要过度劳累。

## 标准取穴
儿童按摩标准挂图定位取穴

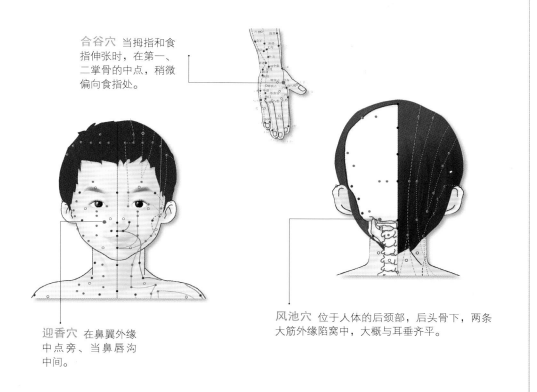

**合谷穴** 当拇指和食指伸张时，在第一、二掌骨的中点，稍微偏向食指处。

**迎香穴** 在鼻翼外缘中点旁、当鼻唇沟中间。

**风池穴** 位于人体的后颈部，后头骨下，两条大筋外缘陷窝中，大概与耳垂齐平。

## 按摩流程
对症按摩步骤分步详解

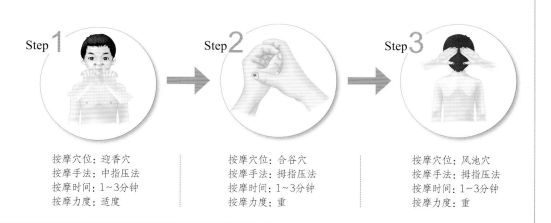

Step 1
按摩穴位：迎香穴
按摩手法：中指压法
按摩时间：1~3分钟
按摩力度：适度

Step 2
按摩穴位：合谷穴
按摩手法：拇指压法
按摩时间：1~3分钟
按摩力度：重

Step 3
按摩穴位：风池穴
按摩手法：拇指压法
按摩时间：1~3分钟
按摩力度：重

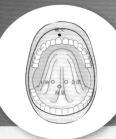

# 02 | 口疮
## 消灭孩子口中的"邪火"

**饮食宜忌**

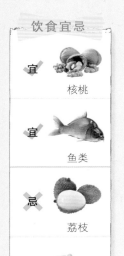

宜 核桃

宜 鱼类

忌 荔枝

忌 鸡肉

## 概述
### 疾病概念与简要论述

　　小儿口疮是指小儿口舌浅表溃烂的一种病证，属于舌尖口腔黏膜发生的病变，可见于任何年龄的小儿，但以婴幼儿发病较多。通常来说，小儿口疮多发生在春秋季节，易引起小儿进食或吃奶不畅。

## 发病机制
### 发病原因及其影响因素

　　在中医学中，小儿口疮被认为是因脾胃积热、虚火上炎、熏灼口舌从而出现口舌糜烂。而现代医学认为，人体口腔内存在着许多致病菌和非致病菌，在人体健康的情况下，这些致病菌和非致病菌能保持相对平衡。但如果人体抵抗力减弱，就会破坏平衡而引发口腔局部炎症、溃疡。当给小儿吃过热、过硬的食物，或过于用力擦洗婴幼儿口腔时，就会损伤口腔黏膜而导致发炎、溃烂。还有，当小儿患上呼吸道感染、发热及受细菌和病毒感染后，或因小儿不注意口腔卫生而导致口腔黏膜干燥，也会引起口疮。

## 临床症状
### 疾病临床特点与表现

　　小儿口疮的常见症状是在口腔内唇、舌、颊黏膜、齿龈等处出现淡黄色或白色的小溃疡面，单个或多个不等，表面局部有痛感，边沿整齐而有红晕，唾液增多而且黏稠。如果口腔黏膜出现明显的充血并伴有大小不等的溃疡，小儿可能会因为疼痛而拒绝进食，并出现烦躁不安、身体消瘦、发热等症状。

## 日常护理
### 疾病防治实用指南

　　父母应注意让孩子保持口腔清洁，饭前饭后刷牙漱口，多饮水，多吃新鲜水果及绿色蔬菜，增加维生素$B_1$、维生素$B_2$、维生素C、维生素E的摄取。另外，父母应注意对奶瓶、奶头及餐具进行清洁消毒工作。

## 标准取穴
儿童按摩标准挂图定位取穴

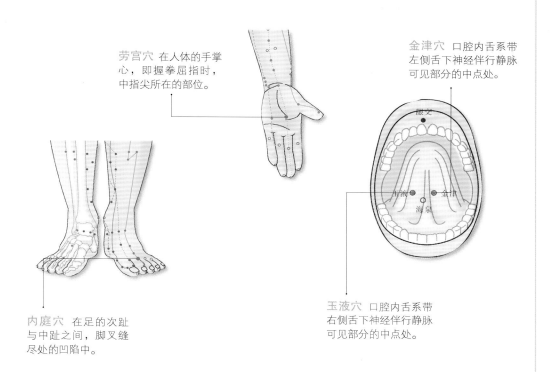

劳宫穴 在人体的手掌心，即握拳屈指时，中指尖所在的部位。

金津穴 口腔内舌系带左侧舌下神经伴行静脉可见部分的中点处。

玉液穴 口腔内舌系带右侧舌下神经伴行静脉可见部分的中点处。

内庭穴 在足的次趾与中趾之间，脚叉缝尽处的凹陷中。

## 按摩流程
对症按摩步骤分步详解

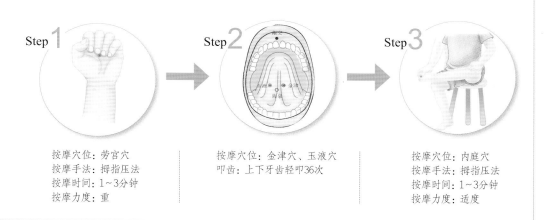

Step 1
按摩穴位：劳宫穴
按摩手法：拇指压法
按摩时间：1~3分钟
按摩力度：重

Step 2
按摩穴位：金津穴、玉液穴
叩齿：上下牙齿轻叩36次

Step 3
按摩穴位：内庭穴
按摩手法：拇指压法
按摩时间：1~3分钟
按摩力度：适度

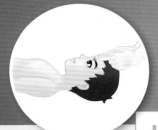

# 03 | 斜视
## 及时矫正、改善视功能

### 小偏方

1.桃仁10克、红花10克、川芎6克、生地15克、赤芍10克、当归10克、牛膝15克、土鳖10克、地龙10克、丝瓜络15克，以上原料浸泡洗净后，一同放进锅中水煎，去渣即可服用。

2.熟地20克、枣皮10克、山药20克、茯苓10克、丹皮10克、泽泻10克、枸杞子15克、菊花10克、当归10克、白芍60克、甘草30克、何首乌30克，以上所有药材用清水浸泡30分钟，然后水煎去渣饮用即可。

### 饮食宜忌

| 宜 | 萝卜 |
| 宜 | 海带 |
| 忌 | 辣椒 |
| 忌 | 冷饮 |

## 概述
### 疾病概念与简要论述

小儿斜视，俗称"斜眼"或"对眼"，是指一眼注视目标，另一只眼的视轴（视线的方向）偏离于注视目标的一类眼科疾病，是儿童眼病中的多发病和常见病。

## 发病机制
### 发病原因及其影响因素

目前，斜视的发生原因尚不清楚，较常见的引起斜视的原因如下。

（1）后天性的因素。由于在儿童时期，人体的大脑视觉中枢发育不是很完善，因此不能很好地协调及控制眼部外肌的收缩和伸张，小儿眼睛的单视功能不稳定也不健全，所以小儿如果受到惊吓、发热、外伤等刺激，就会有可能使眼部单视力功能减弱甚至丧失，造成斜视。

（2）先天因素。如同一家族的眼睛在解剖生理上具有相似特征，那么由眼解剖异常导致的斜视可能以多基因遗传方式传给子代。而一些疾病，如角膜混浊、玻璃体混浊、屈光参差过大等，也可能会引发斜视。

## 临床症状
### 疾病临床特点与表现

一般来说，发生在儿童期的斜视大多没有明显的症状，少数学龄儿童会有视疲劳的表现。而严重斜视的儿童，经常一只眼向前直看，另一只眼则斜看，一只眼比另一只眼高。通常情况下，斜视的孩子看电视时常眯着眼睛，阳光下喜欢闭上单眼。

## 日常护理
### 疾病防治实用指南

父母应经常纠正孩子的用眼习惯，特别要注意孩子是否出现斜视的症状。近视的孩子一般看得清近处的物体，但如果长期不配戴眼镜，则可能使调节集合降低，加重外斜。

## 标准取穴
儿童按摩标准挂图定位取穴

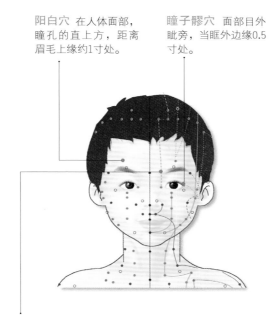

阳白穴 在人体面部，瞳孔的直上方，距离眉毛上缘约1寸处。

瞳子髎穴 面部目外眦旁，当眶外边缘0.5寸处。

攒竹穴 在面部眉头内端凹陷中，眶上切迹处。

## 按摩流程
对症按摩步骤分步详解

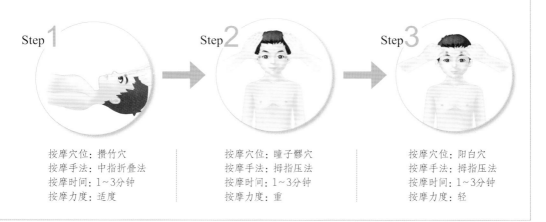

Step 1
按摩穴位：攒竹穴
按摩手法：中指折叠法
按摩时间：1~3分钟
按摩力度：适度

Step 2
按摩穴位：瞳子髎穴
按摩手法：拇指压法
按摩时间：1~3分钟
按摩力度：重

Step 3
按摩穴位：阳白穴
按摩手法：拇指压法
按摩时间：1~3分钟
按摩力度：轻

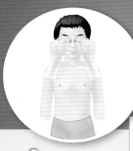

# 04 | 近视
让孩子摘掉"酒瓶底"

## 小偏方

1.将1个鸡蛋打碎，冲入加热的牛奶中，用小火煮沸，鸡蛋熟后待温，再加1匙蜂蜜服食。

2.将150克猪肝洗净切片，放入锅内加油煸炒，烹黄酒，加水煮沸，打入1个鸡蛋，加盐少许，服食。

3.银耳20克，枸杞20克，茉莉花10克，上述各味药材水煎汤饮，每日1剂，连服数日。

## 饮食宜忌

**宜** 胡萝卜

**宜** 鳗鱼

**忌** 大蒜

**忌** 生姜

## 概述
疾病概念与简要论述

小儿近视是指在儿童时期发病的一种症状，眼睛在调节放松时，平行光线通过眼的屈光系统屈折后点落在视网膜之前的一种屈光状态，属于屈光不正的一种。

## 发病机制
发病原因及其影响因素

由于在儿童时期，人体的眼球正处在生长发育阶段，拥有很强的调节能力，眼球壁的伸展性也比较大，在阅读、书写等近距离工作时，眼睛长时间处于调节紧张状态，双眼球会内聚，眼外肌也对眼球施加一定的压力。久而久之，眼球的前后轴就可能变长，进而形成近视。

如果双亲都是高度近视眼，下一代近视的发病率就会较高。此外，有些不良的用眼习惯也会导致近视，如用眼距离过近、用眼时间过长、照明光线过强或过弱、在车上或走路时看书、躺着看书都会使近视发生的可能性升高。

## 临床症状
疾病临床特点与表现

轻度近视者一般视远物模糊不清，近视力正常，但高度近视者则远近视力都不好，有时还伴有眼前黑影浮动，眼睛外观上则呈现眼球向外突出的状态。另外，近视眼患者在学习工作时需要过度使用辐辏力，有时会有肌性视疲劳症状，出现眼胀、眼痛、头痛、视物有双影虚边等自觉症状。

## 日常护理
疾病防治实用指南

要预防近视，养成良好的用眼习惯最为关键，如近距离用眼时间不宜过长，隔45～60分钟应休息10～15分钟；用眼姿势要正确，桌椅高低比例要合适，身体保持端坐位，书本放在距眼30厘米的地方。

## 标准取穴
儿童按摩标准挂图定位取穴

**睛明穴** 在内眼角外1分处，鼻梁旁的凹陷处。

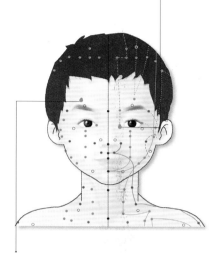

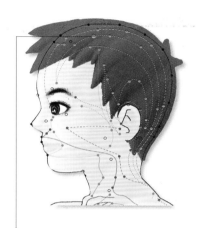

**阳白穴** 在人体面部，瞳孔的直上方，距离眉毛上缘约1寸处。

**目窗穴** 在人体的头部，当前发际上1.5寸，瞳孔直上即是。

## 按摩流程
对症按摩步骤分步详解

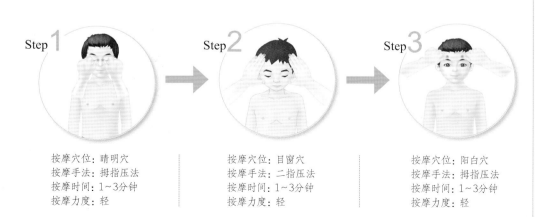

Step 1

按摩穴位：睛明穴
按摩手法：拇指压法
按摩时间：1~3分钟
按摩力度：轻

Step 2

按摩穴位：目窗穴
按摩手法：二指压法
按摩时间：1~3分钟
按摩力度：轻

Step 3

按摩穴位：阳白穴
按摩手法：拇指压法
按摩时间：1~3分钟
按摩力度：轻

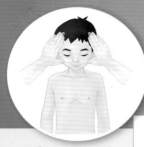

# 05 视力模糊
## 还孩子一双明亮的眼睛

**小偏方**

1.将20克枸杞子磨成粉，与3杯水一起倒入煎锅，煎到水量减半为止。把60克米先在凉水中浸泡30分钟，倒入锅内，与枸杞子一起开始煮粥，熄火的同时打入1个鸡蛋，加葱花，搅拌后即可食用。适合冬季进补。

2.菊花对治疗眼睛干涩、疲劳、视力模糊有很好的疗效，若每天能喝三四杯菊花茶，不仅能使眼睛疲劳症状消失，对恢复视力也有帮助。

## 饮食宜忌

| 宜 | 胡萝卜 |
|---|---|
| 宜 | 枸杞 |
| 忌 | 大蒜 |
| 忌 | 辣椒 |

## 概述
### 疾病概念与简要论述

视力模糊是指视力低于0.3的症状。所谓视力，是指分辨细小的或遥远的物体及物体细微部分的能力，其中视力低于1.0为视力减退，0.3以下为低视力，表现为视力模糊。

## 发病机制
### 发病原因及其影响因素

（1）社会环境因素。长时间看电视、玩电脑以及学习负担过重，使学龄儿童视力下降。再加上孩子养成不良的用眼习惯，往往会加重双眼负担，进而造成视力模糊。

（2）炎症是引起视力模糊最常见的原因。如细菌、病毒、衣原体、真菌、寄生虫等引起的角膜炎、角膜溃疡、虹膜睫状体炎、脉络膜炎、眼内炎、全眼球炎、眼眶蜂窝织炎等都会造成视力模糊。

（3）屈光不正以及全身循环障碍和代谢障碍、遗传性疾病也会引发视力模糊的症状。

## 临床症状
### 疾病临床特点与表现

视力模糊的症状主要是视力突然急剧下降，眼睛干涩，视力低于0.3，有的患者则伴有恶心、头晕等症状。

## 日常护理
### 疾病防治实用指南

当孩子视力模糊时，应注意休息。孩子平时可以找一处10米以外的草地或绿树，不要眯眼、集中精力、全神贯注地辨认草叶或树叶的轮廓，凝视25秒。接着把左手掌放于略高于眼睛前方30厘米处，逐一从头到尾看清掌纹，大约5秒。10分钟内反复20次，一天做三次。

## 标准取穴
儿童按摩标准挂图定位取穴

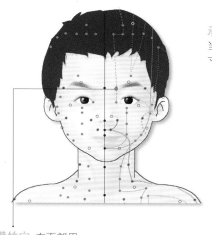

承光穴 在人体头部，当前发际正中直上2.5寸，旁开1.5寸处。

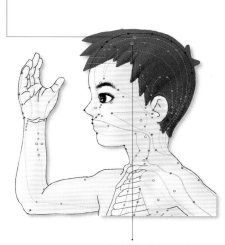

攒竹穴 在面部眉头内端凹陷中，眶上切迹处。

目窗穴 在人体的头部，当前发际上1.5寸，瞳孔直上即是。

## 按摩流程
对症按摩步骤分步详解

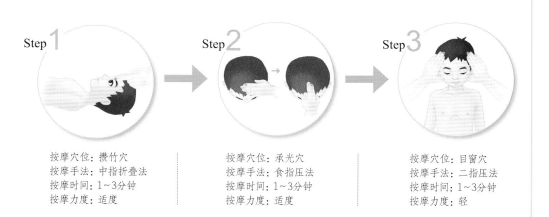

Step 1

Step 2

Step 3

按摩穴位：攒竹穴
按摩手法：中指折叠法
按摩时间：1~3分钟
按摩力度：适度

按摩穴位：承光穴
按摩手法：食指压法
按摩时间：1~3分钟
按摩力度：适度

按摩穴位：目窗穴
按摩手法：二指压法
按摩时间：1~3分钟
按摩力度：轻

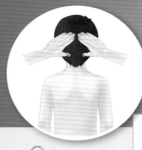

# 06 | 眼疲劳
让孩子的眼睛拥有一汪活水

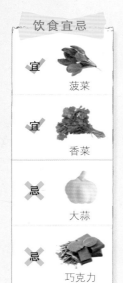
## 概述
疾病概念与简要论述

眼疲劳是一种以眼睛干涩、酸痛、疲劳等为表现症状的眼科常见病，它不仅直接因眼干、眼涩、眼酸胀、视物模糊甚至视力下降而直接影响着人们的工作与生活，甚至会导致人的颈、肩等相应部位出现疼痛，并可能引发和加重各种眼病。

## 发病机制
发病原因及其影响因素

对于小儿而言，长期不正确的用眼习惯而造成用眼过度，是眼睛疲劳的一大主因。特别是学龄儿童，用眼习惯不正确，经常躺着看书或在移动的车内看书，持续高强度、近距离用眼超过40分钟等，都会构成对视力健康的威胁。另外，当小儿出现近视眼却未得到矫正时，由于阅读距离太近会引起过度集合，使眼睛调节紧张，以至于发生恶性循环，引发眼疲劳。

一些环境因素也会引发眼疲劳，如学习场所照明不足、读写的字迹过小、目标与背景反差不鲜明等因素，都会使眼睛紧张和过多使用调节力，眼睛超负荷地工作，眼疲劳也就不可避免了。

## 临床症状
疾病临床特点与表现

眼疲劳的一般症状是视物稍久则模糊、眼睛干涩、酸痛、疲劳，严重者甚至无法写作或阅读，并出现恶心、呕吐等症状。随着小儿用眼过度，还有可能引起其他一些眼疾问题。

## 日常护理
疾病防治实用指南

小儿平时应注意保护眼睛，在读书、学习时保持正确的操作姿势。学习期间，每隔1小时就应休息5～10分钟，可远眺让眼睛放松。平时也应注意休息，以减缓眼疲劳。

## 标准取穴
儿童按摩标准挂图定位取穴

晴明穴 在目内眼角外1分处，鼻梁旁的凹陷处。

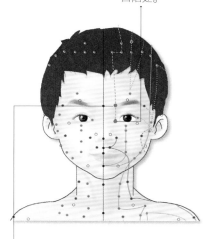

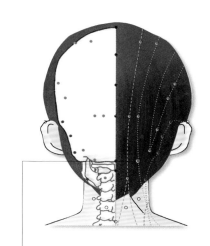

攒竹穴 在面部眉头内端凹陷中，眶上切迹处。

风池穴 位于人体的后颈部，后头骨下，两条大筋外缘陷窝中，大概与耳垂齐平。

## 按摩流程
对症按摩步骤分步详解

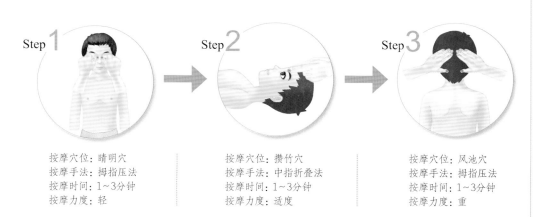

Step 1

按摩穴位：晴明穴
按摩手法：拇指压法
按摩时间：1~3分钟
按摩力度：轻

Step 2

按摩穴位：攒竹穴
按摩手法：中指折叠法
按摩时间：1~3分钟
按摩力度：适度

Step 3

按摩穴位：风池穴
按摩手法：拇指压法
按摩时间：1~3分钟
按摩力度：重

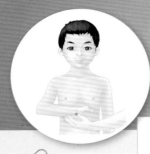

# 07 | 目赤肿痛
## 不再得"红眼病"

### 饮食宜忌

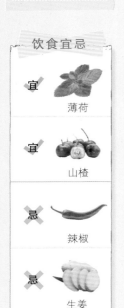

宜　薄荷

宜　山楂

忌　辣椒

忌　生姜

## 概述
### 疾病概念与简要论述

目赤肿痛是多种眼部疾患中的一个急性症状，在中医学中又被称为"风热眼""暴风客热""天行赤眼"。

目赤肿痛常见于西医学的急性结膜炎、假性结膜炎以及流行性角膜炎等，多被认为是由细菌或病毒感染，或过敏所导致。

## 发病机制
### 发病原因及其影响因素

目赤肿痛多因细菌或病毒感染，或过敏而导致。急性结膜炎、假性结膜炎以及流行性角膜炎等都可能导致目赤肿痛。

在中医学中，目赤肿痛被认为是外感风热时邪，侵袭目窍，郁而不宣；或因肝胆火盛，循经上扰，以致经脉闭阻，血壅气滞，骤然发生目赤肿痛。

## 临床症状
### 疾病临床特点与表现

目赤肿痛的主要症状是眼睛红肿疼痛、羞明、流泪、眵多。如有头痛、发热、脉浮数的症状，为风热证；如有口苦、烦热、便秘的症状，脉弦滑，为肝胆火盛。

## 日常护理
### 疾病防治实用指南

如患目赤肿痛，应避免眼部外伤。同时在饮食上应忌食辛辣、煎炸、烧烤及腥发之物，以免上火。在发病期间，患儿应尽量少用眼睛，多闭目静养，尤其不宜在暗室和夜间或强光下用眼。保持良好的情绪，以免加重病情。

## 标准取穴
儿童按摩标准挂图定位取穴

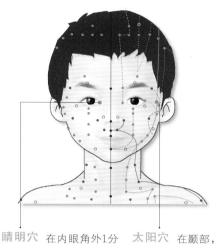

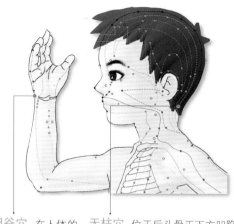

**睛明穴** 在内眼角外1分处，鼻梁旁的凹陷处。

**太阳穴** 在颞部，当眉梢与目外眦之间，向后约1横指凹陷处。

**阳谷穴** 在人体的手腕尺侧，当尺骨茎突与三角骨之间的凹陷处。

**天柱穴** 位于后头骨正下方凹陷处，就是脖颈处有一块突起的肌肉（斜方肌），此肌肉外侧凹陷处，后发际正中旁开约2厘米。

## 按摩流程
对症按摩步骤分步详解

**Step 1**

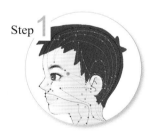

按摩穴位：太阳穴
按摩手法：拇指压法
按摩时间：1~3分钟
按摩力度：适度

**Step 2**

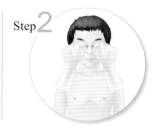

按摩穴位：睛明穴
按摩手法：拇指压法
按摩时间：1~3分钟
按摩力度：轻

**Step 3**

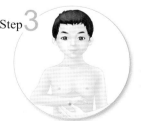

按摩穴位：阳谷穴
按摩手法：拇指压法
按摩时间：1~3分钟
按摩力度：适度

**Step 4**

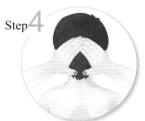

按摩穴位：天柱穴
按摩手法：拇指压法
按摩时间：1~3分钟
按摩力度：轻

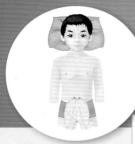

# 08 角膜炎
## 治愈炎症、恢复视力

### 小偏方

1.炒决明子12克、白菊花9克同煎取汁，与粳米50克煮粥，粥成后加适量冰糖调匀，空腹服用。可清肝胆实火。

2.杞子10克、菊花10克、炒决明子10克沸水冲泡，代茶饮。可祛邪退翳，扶正明目。

### 饮食宜忌

宜 西瓜

宜 黄瓜

宜 大豆

忌 韭菜

忌 芥菜

## 概述
### 疾病概念与简要论述

角膜炎是比较常见的眼疾，由各种原因导致的角膜炎症反应通称为角膜炎。当患有角膜炎时，患者往往产生明显的视力减退和较强的刺激症状，眼科检查可见角膜光泽消失、透明度减低、溃疡形成、睫状充血的症状。

## 发病机制
### 发病原因及其影响因素

感染性因素是角膜炎的主要致病因素，根据病原体不同，角膜炎主要分为病毒性角膜炎、细菌性角膜炎、真菌性角膜炎、棘阿米巴性角膜炎等。病毒性角膜炎中最常见的是单纯疱疹病毒性角膜炎，病因为单纯疱疹I型病毒感染，多在儿童期感染，创伤、免疫力降低、疲劳等因素也会导致病毒激活，引发角膜炎。棘阿米巴性角膜炎多与角膜接触镜、污染水源和角膜外伤等有关，特别是儿童佩戴的硬性角膜塑性镜的护理液被污染，就容易引发角膜炎。

## 临床症状
### 疾病临床特点与表现

相较而言，单纯疱疹病毒性角膜炎的刺激症状轻，患儿出现轻度的眼痛、眼红、视力下降，可伴有轻度的畏光流泪。而细菌性角膜炎常常有眼部外伤史，起病急而且眼部刺激症状明显，出现严重的眼红、眼痛和视力下降症状，眼部脓性分泌物增多，结膜充血水肿。患有棘阿米巴性角膜炎时，患儿眼红、眼痛、畏光、流泪等症状非常严重。

## 日常护理
### 疾病防治实用指南

为了预防角膜炎，孩子应形成健康的生活方式。平时注意充分休息，让眼睛多与新鲜空气接触；饮食上宜多吃富含维生素及纤维素的蔬菜和水果，多吃豆类、豆制品、瘦肉、蛋类等食品。

## 标准取穴
儿童按摩标准挂图定位取穴

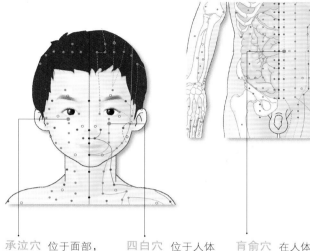
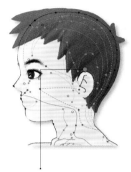

**承泣穴** 位于面部，瞳孔直下，当眼球与眶下缘之间。

**四白穴** 位于人体面部，瞳孔直下，眼眶下凹陷处。

**肓俞穴** 在人体腹中部，当脐中旁开0.5寸处。

**角孙穴** 在人体的头部，折耳廓向前，当耳尖直上入发际处。

## 按摩流程
对症按摩步骤分步详解

Step 1
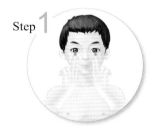
按摩穴位：承泣穴
按摩手法：中指压法
按摩时间：1~3分钟
按摩力度：轻

Step 2
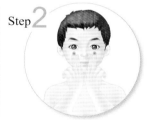
按摩穴位：四白穴
按摩手法：中指压法
按摩时间：1~3分钟
按摩力度：适度

Step 3
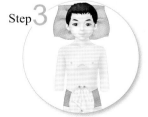
按摩穴位：肓俞穴
按摩手法：中指折压法
按摩时间：1~3分钟
按摩力度：重

Step 4
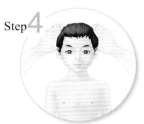
按摩穴位：角孙穴
按摩手法：拇指压法
按摩时间：1~3分钟
按摩力度：重

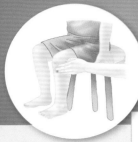

# 09 | 夜盲症
为孩子的黑夜寻找光明

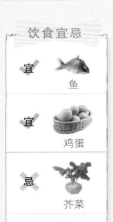

## 小偏方

1.夜明砂250克、当归120克、木贼200克、蝉蜕100克、羊肝500克制成蜜丸。每次服10克，每日2次，适用于治疗各种夜盲症。

2.用枸杞鲜叶100克、猪肝100克煮汤调味食用，可补虚益精、祛风明目，适用于夜盲症患者及视力减退者。

3.将适量猪肝、胡萝卜、葱花、盐共煮至肝熟。食用数次，可补肝养血，清热明目。

## 饮食宜忌

| 宜 | 鱼 |
| 宜 | 鸡蛋 |
| 忌 | 芥菜 |
| 忌 | 洋葱 |

## 概述
疾病概念与简要论述

小儿夜盲症，俗称"鸡盲眼"，中医称"雀盲症"，是指夜间或白天在黑暗处不能视物或视物不清的一种病症。如果不能及时对夜盲症进行治疗，会出现角膜软化的症状，严重者甚至会因穿孔而致失明。

## 发病机制
发病原因及其影响因素

夜盲症发病原因一般有先天性和后天性两种。先天性小儿夜盲症多由遗传所致，常为常染色体显性遗传、常染色体隐性遗传、性连锁隐性遗传等，近亲结婚所生的子女最为常见。后天性小儿夜盲症多由维生素A缺乏或营养吸收失调引起。

## 临床症状
疾病临床特点与表现

小儿夜盲症的症状多为在较暗的环境中或夜间光线不足的地方看东西感觉模糊，并伴有眼干、泪少、结膜(白眼珠)干燥、有皱折，甚至角膜(黑眼珠)混浊不清亮等。

先天性小儿夜盲症患者最初视野出现环形暗点，之后，视野随着病情的缓慢发展呈向心性缩小，夜盲症状逐渐加剧，甚至在白天走路亦感困难。后期视野成为管状，严重者陷于失明。后天性小儿夜盲症患者白天视力良好，只是在夜间或光线不足的地方，视力甚弱，伴有眼睛干涩、流泪等症状。

## 日常护理
疾病防治实用指南

预防小儿夜盲症并不难，可以让孩子平时应多吃一些维生素A含量丰富的食物，如鸡蛋、动物肝脏等。特别是婴儿和发育时期的青少年，应饮食多样化，鱼、肉、蛋、豆类、乳品和动物内脏以及新鲜蔬菜之类，都应该包含在食谱之内。

## 标准取穴
儿童按摩标准挂图定位取穴

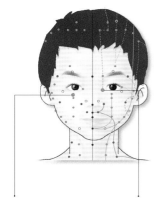
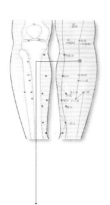
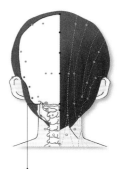

**承泣穴** 位于面部，瞳孔直下，当眼球与眶下缘之间。

**睛明穴** 在内眼角外1分处，鼻梁旁的凹陷处。

**足三里穴** 位于小腿前外侧，当犊鼻穴下3寸，距胫骨前嵴1横指(中指)处。

**风池穴** 位于人体的后颈部，后头骨下，两条大筋外缘陷窝中，大概与耳垂齐平。

## 按摩流程
对症按摩步骤分步详解

Step 1
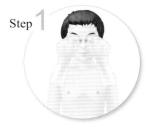

按摩穴位：睛明穴
按摩手法：拇指压法
按摩时间：1~3分钟
按摩力度：轻

Step 2
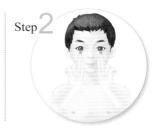

按摩穴位：承泣穴
按摩手法：中指压法
按摩时间：1~3分钟
按摩力度：轻

Step 3
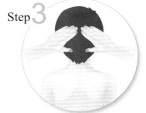

按摩穴位：风池穴
按摩手法：拇指压法
按摩时间：1~3分钟
按摩力度：重

Step 4
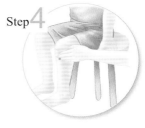

按摩穴位：足三里穴
按摩手法：中指折叠法
按摩时间：1~3分钟
按摩力度：重

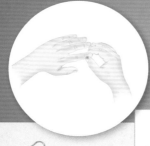

# 10 | 牙痛
### 速效止痛、一按就灵

## 小偏方

1.鸡蛋1个，将蛋清倒入碗内，加白酒100毫升，搅成糊状，睡前服之。

2.咸鸭蛋2个，蚝豉(干牡蛎肉)100克，大米适量，一同煲粥，连吃2～3天。适宜虚火上炎牙痛者食用。

3.红糖适量、荞麦根一把，水煎，分数次服。用于治疗小儿牙痛。

4.将绿豆100克、甘草15克用水煮熟，去渣，食豆饮汤，每日2次，每次1剂。

## 饮食宜忌

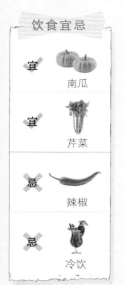

宜 南瓜

宜 芹菜

忌 辣椒

忌 冷饮

## ▌概述
### 疾病概念与简要论述

　　牙痛是指牙齿因各种原因引起的疼痛，为口腔疾患中常见的症状之一。7～8岁的儿童乳牙开始脱落，如果此时养成了不良卫生习惯，如吃零食、临睡前进食、含着糖或食物睡觉等，则最易出现牙痛的症状。

## ▌发病机制
### 发病原因及其影响因素

　　现代医学认为，本病形成的原因很多，除常见的龋齿病变引发疼痛外，急性根尖周围炎、牙周围炎、牙龈炎、牙本质过敏等均可导致牙痛。如果小儿没有良好的口腔卫生习惯，在好吃甜食的情况下又不注意卫生清洁，就会使龋齿产生病变，龋蚀严重破坏牙本质后就会引发牙痛。此外，某些神经系统疾病，如三叉神经痛、周围性面神经炎等也会引起牙痛，而身体的某些慢性疾病等都会诱发牙痛的症状。

## ▌临床症状
### 疾病临床特点与表现

　　作为一种常见疾病，牙痛的具体表现为牙龈红肿、面颊部肿胀等。患齿疼痛，痛时往往伴有不同程度的牙龈肿痛，且每遇冷、热、酸、甜等刺激而加重，还可伴有心烦不宁、神疲倦怠、懒言、不愿进食等症状。

## ▌日常护理
### 疾病防治实用指南

　　孩子平时应注意口腔卫生，一日三餐后刷牙，这样不仅可以及时去除残留的菜屑及酸碱物质，减少对牙齿的刺激，同时也有杀菌消炎的作用。父母应培养孩子形成正确的生活习惯，临睡前不许孩子吃甜食，帮助孩子改掉吃零食的习惯。

## 标准取穴
儿童按摩标准挂图定位取穴

商阳穴 在食指的桡侧，距离指甲角旁大约1分处。

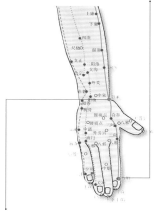

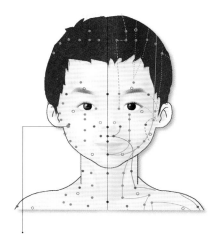

颧髎穴 位于人体面部，颧骨尖处的下缘凹处，约与鼻翼下缘平齐。即当目内眦直下，颧骨下缘凹陷处。

阳溪穴 手掌侧放，翘起拇指，在手腕背侧，腕横纹两筋间凹陷中。

## 按摩流程
对症按摩步骤分步详解

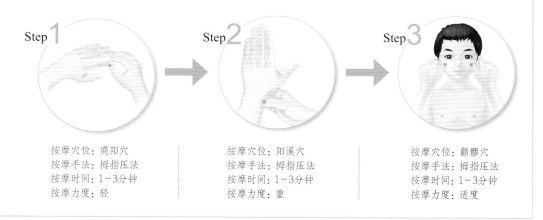

Step 1

按摩穴位：商阳穴
按摩手法：拇指压法
按摩时间：1～3分钟
按摩力度：轻

Step 2

按摩穴位：阳溪穴
按摩手法：拇指压法
按摩时间：1～3分钟
按摩力度：重

Step 3

按摩穴位：颧髎穴
按摩手法：拇指压法
按摩时间：1～3分钟
按摩力度：适度

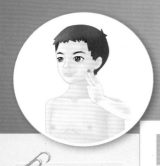

# 11 | 咽喉炎
保护孩子的"咽喉要道"

## 小偏方

1.大梨2~3个,去皮切碎,捣烂取汁,加适量开水调和,分次徐徐吞咽。
2.将雪梨1个洗净,连皮、核切碎,罗汉果半个洗净,然后放入砂锅,加适量清水共煎,煮沸30分钟,去渣饮汤。每日2次,连服3日可见效。可润肺消痰,清热利咽。还适用于咽部微痛等。
3.将鲜丝瓜4根,切块捣烂,去渣取汁,1次服完。

### 概述
疾病概念与简要论述

咽喉炎是由病毒或细菌引起的一种炎症,可分为急性咽喉炎和慢性咽喉炎两种,其中急性咽喉炎多见于冬春季,小儿如患有急性咽喉炎可为全身疾病的局部表现或急性传染病的前驱症状。

### 发病机制
发病原因及其影响因素

急性咽喉炎常为病毒或细菌所致,常继发于急性鼻炎、急性鼻窦炎或急性扁桃体炎之后,且往往是麻疹、流感、猩红热等传染病的并发症状。当小儿因受凉或其他因素导致全身或局部抵抗力下降时,病原微生物就会侵入,进而引发急性咽喉炎。

慢性咽喉炎主要是因急性咽炎治疗不彻底而反复发作,转为慢性所致。一些慢性疾病,如贫血、便秘、下呼吸道慢性炎症、心血管疾病等也可继发本病。小儿营养不良,或经常接触高温、粉尘、有害刺激气体也容易引发慢性咽喉炎。

### 临床症状
疾病临床特点与表现

咽喉炎的患者常有咽部不适的感觉,自觉干、痒、胀,分泌物多而灼痛,有异物感,咯之不出,吞之不下,在说话发声或食用刺激性食物后症状加重。患儿声音嘶哑,伴有咳嗽、痰多的症状。如咽喉炎未得到及时治疗,则可能会引发鼻炎、中耳炎等相邻器官疾病。

### 日常护理
疾病防治实用指南

为了预防咽喉炎,孩子生活要有规律,早睡早起,避免着凉。在饮食方面,应多吃梨、生萝卜、话梅等水果、干果,避免吃一些辛辣刺激性食物,以免损伤咽喉。

## 饮食宜忌

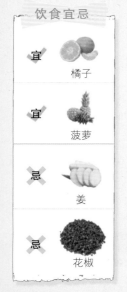

宜　橘子

宜　菠萝

忌　姜

忌　花椒

## 标准取穴
儿童按摩标准挂图定位取穴

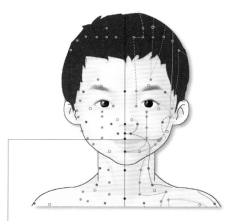

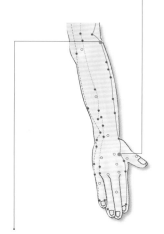

合谷穴 当拇指和食指伸张时，在第一、二掌骨的中点，稍微偏向食指处。

颊车穴 位于下颌角前上方大约1横指处，按之凹陷处（大约在耳下1寸），用力咬牙时，咬肌隆起的地方。

曲池穴 屈肘成直角，在肘弯横纹尽头筋骨间凹陷处。

## 按摩流程
对症按摩步骤分步详解

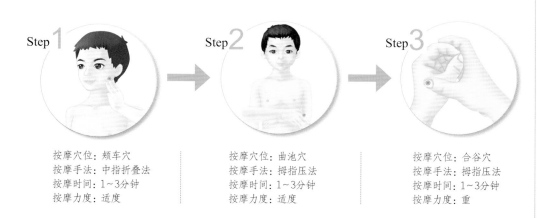

Step 1

Step 2

Step 3

按摩穴位：颊车穴
按摩手法：中指折叠法
按摩时间：1~3分钟
按摩力度：适度

按摩穴位：曲池穴
按摩手法：拇指压法
按摩时间：1~3分钟
按摩力度：适度

按摩穴位：合谷穴
按摩手法：拇指压法
按摩时间：1~3分钟
按摩力度：重

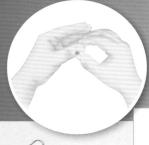

# 12 扁桃体炎
## 消炎退热、增强免疫力

### 小偏方

1. 无花果60克入锅浓煎，加入适量白糖调味。每日1剂，早晚各1副，坚持3～7天即可。

2. 将生姜及陈皮各5克、砂糖少许加400毫升的水，煎至剩余1/3，即可饮用。趁热饮用后再休息，效果加倍。

3. 将1个雪梨去皮及心，把3克川贝放入雪梨空心中，加入适量冰糖，一起放在碗里盖严，用沸水炖熟后服用。可治慢性扁桃体炎。

### 饮食宜忌

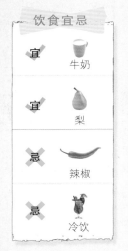

| 宜 | 牛奶 |
| 宜 | 梨 |
| 忌 | 辣椒 |
| 忌 | 冷饮 |

## 概述
### 疾病概念与简要论述

　　小儿扁桃体炎是扁桃体发生炎症的一种疾病，随着扁桃体这一免疫器官的发育成熟，小儿大多在2岁以后开始发炎，4～6岁为扁桃体炎发病的高峰期。

## 发病机制
### 发病原因及其影响因素

　　扁桃体是呼吸道的门户，易遭受病菌的侵袭而发炎。正常情况下，由于扁桃体表面上皮完整和黏液腺不断分泌，细菌可以随同脱落的上皮细胞从隐窝口排出。但是，当小儿营养不良，或患有佝偻病、消化不良、平时缺乏锻炼时，因身体防御能力减低，就会造成抵抗力下降，细菌繁殖加强，一旦扁桃体上皮防御机能减弱、腺体分泌机能降低时，扁桃体就会遭受细菌感染而发炎。

## 临床症状
### 疾病临床特点与表现

　　急性扁桃体炎发病时，患儿起病急、寒战，高热可达39～40℃，特别是幼儿可因高热而出现抽搐、呕吐或昏睡、食欲不振等。局部症状则是咽痛，吞咽或咳嗽时加重，幼儿常因不能吞咽而哭闹不安。

　　慢性扁桃体炎在儿童身上则表现为扁桃体肥大，其症状为反复发作的咽痛，经常咽部发干发痒，可同时伴有头痛、四肢无力和低热。

## 日常护理
### 疾病防治实用指南

　　孩子应爱护口腔卫生，养成良好的生活习惯。家长要督促孩子按时就餐，多喝水，多吃青菜与水果，不可偏食肉类，尤其不可过多食用炸鸡、炸鱼。在气候变换季节，要注意孩子的保暖，防止其受凉感冒，以免因受凉引发扁桃体炎。

## 标准取穴
儿童按摩标准挂图定位取穴

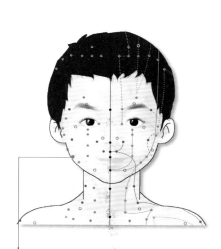
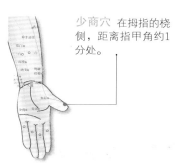
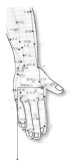

少商穴 在拇指的桡侧，距离指甲角约1分处。

颊车穴 位于下颌角前上方大约1横指处，按之凹陷处（大约在耳下1寸），用力咬牙时，咬肌隆起的地方。

三间穴 微微握拳，在食指的桡侧、第二掌骨小头后的凹陷处。

## 按摩流程
对症按摩步骤分步详解

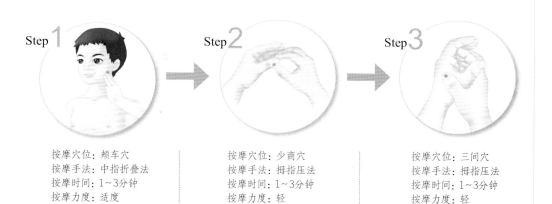

Step 1

按摩穴位：颊车穴
按摩手法：中指折叠法
按摩时间：1～3分钟
按摩力度：适度

Step 2

按摩穴位：少商穴
按摩手法：拇指压法
按摩时间：1～3分钟
按摩力度：轻

Step 3

按摩穴位：三间穴
按摩手法：拇指压法
按摩时间：1～3分钟
按摩力度：轻

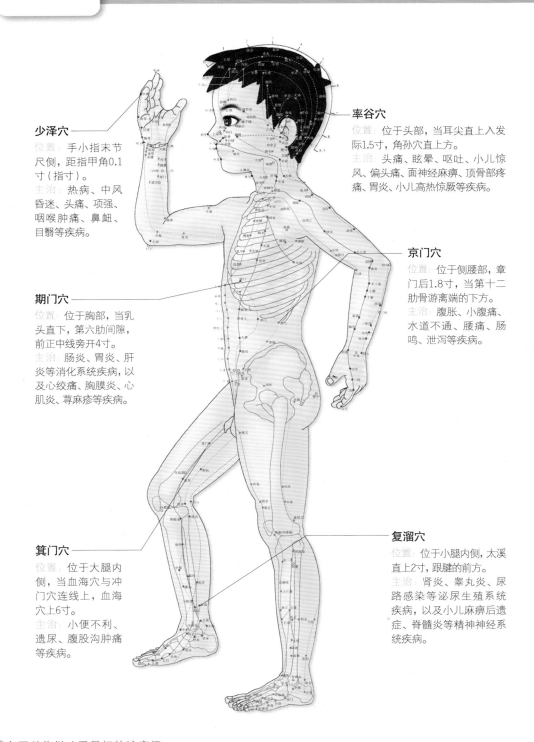

**少泽穴**

位置：手小指末节尺侧，距指甲角0.1寸（指寸）。

主治：热病、中风昏迷、头痛、项强、咽喉肿痛、鼻衄、目翳等疾病。

**期门穴**

位置：位于胸部，当乳头直下，第六肋间隙，前正中线旁开4寸。

主治：肠炎、胃炎、肝炎等消化系统疾病，以及心绞痛、胸膜炎、心肌炎、荨麻疹等疾病。

**箕门穴**

位置：位于大腿内侧，当血海穴与冲门穴连线上，血海穴上6寸。

主治：小便不利、遗尿、腹股沟肿痛等疾病。

**率谷穴**

位置：位于头部，当耳尖直上入发际1.5寸，角孙穴直上方。

主治：头痛、眩晕、呕吐、小儿惊风、偏头痛、面神经麻痹、顶骨部疼痛、胃炎、小儿高热惊厥等疾病。

**京门穴**

位置：位于侧腰部，章门后1.8寸，当第十二肋骨游离端的下方。

主治：腹胀、小腹痛、水道不通、腰痛、肠鸣、泄泻等疾病。

**复溜穴**

位置：位于小腿内侧，太溪直上2寸，跟腱的前方。

主治：肾炎、睾丸炎、尿路感染等泌尿生殖系统疾病，以及小儿麻痹后遗症、脊髓炎等精神神经系统疾病。

# Chapter 7
# 儿童皮肤、运动系统疾病的按摩治疗法

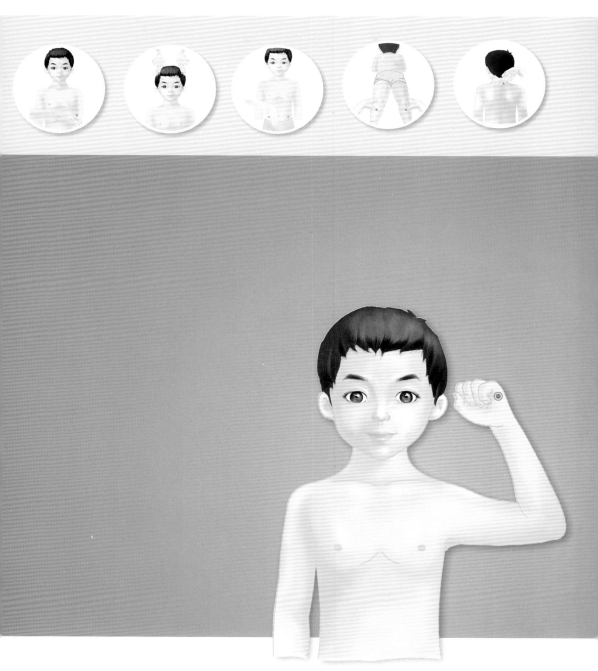

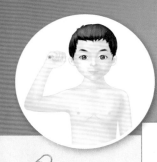

# 01 | 落枕
安全便捷的护理法

## 饮食宜忌

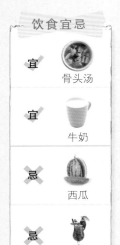

| 宜 | 骨头汤 |
| 宜 | 牛奶 |
| 忌 | 西瓜 |
| 忌 | 冷饮 |

## 概述
疾病概念与简要论述

落枕是一种常见病，是在睡觉或外伤后突然感觉颈部肌肉疼痛，尤以头颈部转动时更甚的一种病症。一般来说，落枕好发于青壮年，小儿落枕在临床上并不多见。

## 发病机制
发病原因及其影响因素

落枕的病因一般有两个方面：①肌肉扭伤，例如夜间睡眠姿势不良，头颈长时间过度偏转；枕头垫得过高、软硬不当或高低不平，以至于头颈过伸或过屈，都会让颈部一侧肌肉紧张，进而使颈椎小关节扭错，久而久之就会让颈部伤处肌筋强硬不和，气血运行不畅，动作明显受限，局部位置也会产生疼痛不适等；②颈部受寒，例如睡眠时受寒，或者盛夏时贪凉，以至于颈背部气血凝滞，发生僵硬疼痛的症状，导致动作不利。

## 临床症状
疾病临床特点与表现

落枕的常见发病过程是入睡前并无任何症状，晨起后却发现项背部有明显酸痛的感觉，颈部活动受限。一般是一侧疼痛，或有两侧俱痛者，或一侧重，一侧轻。当检查时颈部肌肉碰触时有痛感，颈项不能自由旋转。落枕严重者俯仰也有困难，头部可能会强直于异常位置，使头偏向病侧。颈部摸起来会有"条索感"，浅层肌肉出现痉挛、僵硬的状态。

## 日常护理
疾病防治实用指南

平时应注意使用高低软硬合适的枕头，最合适的枕头应该能支撑颈椎的生理曲线，并保持颈椎的平直。另外，还应注意颈部保暖，以免受寒，如在秋冬季节，最好穿高领衣服；在炎热的夏季，空调温度不能太低，否则会让颈部受寒冷刺激而致肌肉血管痉挛，从而发生落枕。

## 标准取穴

儿童按摩标准挂图定位取穴

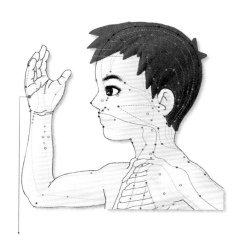

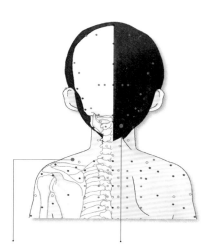

**后溪穴** 在人体的手掌尺侧，微微握拳，当第五指掌关节后远侧，掌横纹头赤白肉际。

**肩井穴** 肩上前直乳中大椎与肩峰端连线的中点处。

**天柱穴** 位于后头骨正下方凹陷处，就是脖颈处有一块突起的肌肉（斜方肌），此肌肉外侧凹处，后发际正中旁开约2厘米。

## 按摩流程

对症按摩步骤分步详解

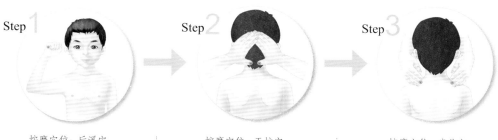

Step 1

按摩穴位：后溪穴
按摩手法：拇指压法
按摩时间：1~3分钟
按摩力度：适度

Step 2

按摩穴位：天柱穴
按摩手法：拇指压法
按摩时间：1~3分钟
按摩力度：轻

Step 3

按摩穴位：肩井穴
按摩手法：中指压法
按摩时间：1~3分钟
按摩力度：重

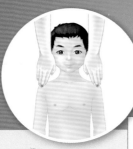

# 02 | 颈椎病
疏通经络、运行气血

## 饮食宜忌

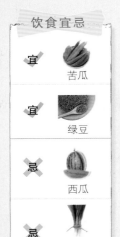

| | |
|---|---|
| 宜 | 苦瓜 |
| 宜 | 绿豆 |
| 忌 | 西瓜 |
| 忌 | 葱 |

## 概述
疾病概念与简要论述

颈椎病指因颈椎退行性病变引起颈椎管或椎间孔变形、狭窄，进而刺激、压迫颈部脊髓、神经根，并引起相应临床症状的疾病。一般来说，此病多见于40岁以上患者，但现在，年青人甚至是孩子患颈椎病的比率也日益升高。

## 发病机制
发病原因及其影响因素

通常来说，在颈椎病的病因中，慢性劳损是主要的原因。由于长期的局部肌肉、韧带、关节囊的损伤，可以引发局部出血水肿进而发生炎症改变，最终形成骨质增生，对局部的神经和血管造成影响。而对于小儿来说，不良的姿势是颈椎损伤的一大原因。由于儿童的骨骼正处于发育的阶段，如果长时间坐在电脑前也有可能诱发颈椎病。进入学龄期的孩子，一些长期反复的单一姿势，如长期伏案读书、写字时偏向一侧，或躺在床上看电视、听耳机总是用一侧耳朵，都有可能造成颈椎关节错位。

## 临床症状
疾病临床特点与表现

颈椎病的主要症状有颈肩酸痛，可放射至头枕部和上肢；身体一侧肩背部感觉沉重，上肢无力，手指发麻，肢体皮肤感觉减退，手握物无力，有时不自觉地握物落地。当颈椎病累及交感神经时，会出现头晕、头痛、视力模糊，两眼发胀发干、耳鸣、耳堵、平衡失调、心动过速、心慌、吞咽困难、发音困难等症状。

## 日常护理
疾病防治实用指南

为了预防颈椎病，孩子平时应加强对颈肩部肌肉的锻炼。日常学习时应纠正不良姿势和习惯，看书时要正面注视，要保持脊柱的正直。

## 标准取穴
儿童按摩标准挂图定位取穴

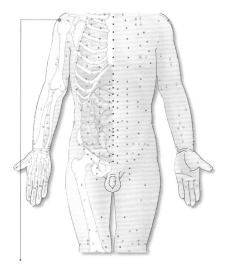

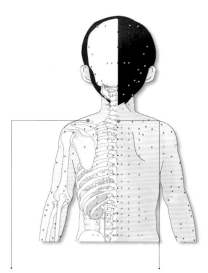

肩髃穴 屈肘抬臂平肩，在肩端关节之间有两个凹陷，其中前方的小凹陷就是穴位所在的地方。

肩井穴 位于人体肩上，前直乳中，大椎与肩峰端连线的中点，即乳头正上方与肩线交接处。

大椎穴 位于人体背部正中线上，第七颈椎棘突下凹陷中。

## 按摩流程
对症按摩步骤分步详解

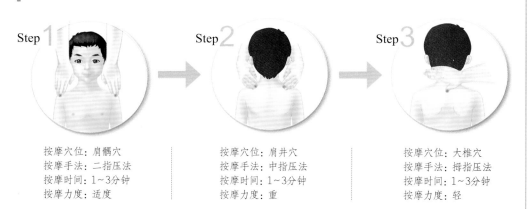

Step 1

按摩穴位：肩髃穴
按摩手法：二指压法
按摩时间：1~3分钟
按摩力度：适度

Step 2

按摩穴位：肩井穴
按摩手法：中指压法
按摩时间：1~3分钟
按摩力度：重

Step 3

按摩穴位：大椎穴
按摩手法：拇指压法
按摩时间：1~3分钟
按摩力度：轻

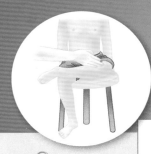

# 03 荨麻疹
疏风凉血、邪去疹退

## 小偏方

1.苦瓜叶、丝瓜叶晒干，切碎并研成细末，先与青鱼胆汁拌和，再与菜油调匀搽于患部。可治疗干燥型皮炎。

2.取茶叶、甘皮、甘草共煎或某一种煎水洗搽患处。可治疗脂溢性皮炎。

3.用酸枣树皮和樟树皮等量水煎后清洗患处。可止痒。

## 饮食宜忌

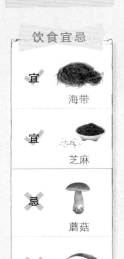

宜 海带

宜 芝麻

忌 蘑菇

忌 带鱼

忌 芒果

## 概述
疾病概念与简要论述

由身体不特定的部位冒出，进而发痒的症状。荨麻疹可分为急性和慢性，急性荨麻疹为暂时性的过敏反应，治疗后大多可在数日内痊愈。慢性荨麻疹则会持续反复发作数月至数年，孩子的体质也会因此变得极为敏感。

## 发病机制
发病原因及其影响因素

作为小儿的多发病，荨麻疹的病因很多。通常来说，荨麻疹最主要的原因是药物和食物因素。药物方面较常见的有抗生素，如青霉素等，而食物方面较常见的有带壳海鲜（虾蟹等）、坚果类（花生、核仁）、牛奶、蛋白、添加剂等。一些学龄前期及学龄期儿童，喜欢吃零食，如巧克力、饮料都有可能成为过敏原因。另外，与花粉、粉尘、螨及宠物的皮毛等接触，或被虫子咬伤，往往会使抵抗力偏低的小儿感染而致荨麻疹。

## 临床症状
疾病临床特点与表现

当小儿被荨麻疹侵扰后，皮肤上会冒出圆形凸起肿胀的红斑，一块一块地分布遍及全身，直径可从1~2毫米到几厘米大，旧的疹子消退后，新的疹子还是冒出来，但大多在1~2天内就会消退。孩子往往会感到发痒，抓挠后会有抓痕、破皮的情况。如荨麻疹超过6周，则属于慢性荨麻疹。

## 日常护理
疾病防治实用指南

在荨麻疹过敏原中，鱼、虾、蟹、贝类、蛋类、笋等是常见的易过敏食物，父母平时应该多加注意观察。

## 标准取穴

儿童按摩标准挂图定位取穴

肩髃穴 屈肘抬臂平肩，在肩端关节之间有两个凹陷，其中前方的小凹陷就是穴位所在的地方。

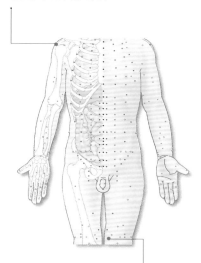

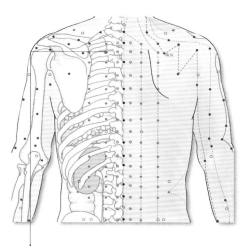

风门穴 在第二胸椎棘突下，旁开1.5寸处。

血海穴 屈膝，在大腿内侧，髌底内侧端上2寸处，当股四头肌内侧头的隆起处。

## 按摩流程

对症按摩步骤分步详解

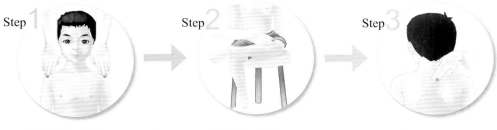

Step 1

按摩穴位：肩髃穴
按摩手法：二指压法
按摩时间：1~3分钟
按摩力度：适度

Step 2

按摩穴位：血海穴
按摩手法：拇指压法
按摩时间：3~5分钟
按摩力度：适度

Step 3

按摩穴位：风门穴
按摩手法：中指折叠法
按摩时间：1~3分钟
按摩力度：适度

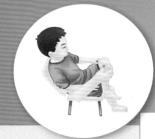

# 04 小儿湿疹
清热利湿治疮毒

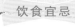 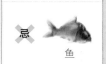
## 概述
疾病概念与简要论述

小儿湿疹是婴幼儿时期常见的一种皮肤病,也是过敏性皮肤病。2～3个月的婴儿就可发生湿疹,1岁以后会逐渐减轻,到2岁以后大多数可以自愈,但少数可延伸到幼儿或儿童期。小儿患有湿疹后,容易引发其他过敏性疾病,如哮喘、过敏性鼻炎、过敏性结膜炎等。

## 发病机制
发病原因及其影响因素

引起湿疹最主要的因素是过敏,因此有过敏体质家族史的小儿更容易发生湿疹。当小儿对食入物、吸入物或接触物不耐受或过敏时就可能导致湿疹。

## 临床症状
疾病临床特点与表现

小儿患有湿疹后,最初皮肤会发红、出现皮疹,之后皮肤会发糙、脱屑,触感如同砂纸。一般来说,多数皮疹会出现在面颊、额部、眉间、耳后和头部,严重时前胸、后背、四肢也会出现皮疹。起初的皮疹为红斑,之后转为小点状突起的皮疹或有水疱样疹,当流出液体后就形成痂皮。湿疹常为对称性分布,遇热、遇湿都会使症状更加明显。

## 日常护理
疾病防治实用指南

为了预防小儿湿疹,母亲可以加强母乳喂养,晚1～2个月再添加蛋白类辅食。孩子平时的饮食应注意新鲜,避免吃一些含气、色素、防腐剂或稳定剂、膨化剂等的加工食品。如果出现湿疹,应尽量避免再次进食这些过敏原,如用豆浆、羊奶等代替牛奶喂养、用蛋黄代替鸡蛋,并注意饮食清淡。孩子的贴身衣服最好选用棉质材料,衣着应宽松、轻软;枕头、被褥等要经常更换,不宜用丝、毛及化纤等制品。

## 标准取穴
儿童按摩标准挂图定位取穴

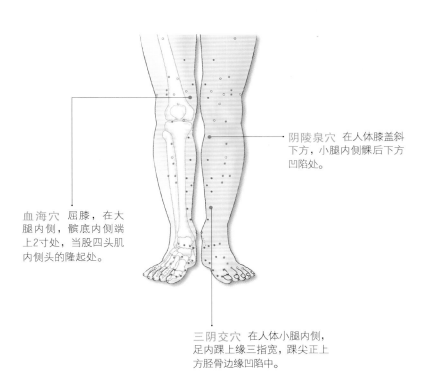

阴陵泉穴 在人体膝盖斜下方，小腿内侧髁后下方凹陷处。

血海穴 屈膝，在大腿内侧，髌底内侧端上2寸处，当股四头肌内侧头的隆起处。

三阴交穴 在人体小腿内侧，足内踝上缘三指宽，踝尖正上方胫骨边缘凹陷中。

## 按摩流程
对症按摩步骤分步详解

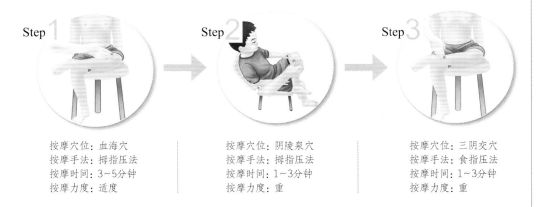

Step 1
按摩穴位：血海穴
按摩手法：拇指压法
按摩时间：3~5分钟
按摩力度：适度

Step 2
按摩穴位：阴陵泉穴
按摩手法：拇指压法
按摩时间：1~3分钟
按摩力度：重

Step 3
按摩穴位：三阴交穴
按摩手法：食指压法
按摩时间：1~3分钟
按摩力度：重

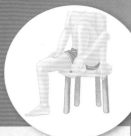

## 05 | 小儿丹毒
让"火云邪神"远离孩子

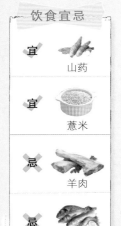

### 概述
疾病概念与简要论述

丹毒是一种累及真皮浅层淋巴管的感染，病毒主要由皮肤或者黏膜的破损处侵入，多发生于营养不良和低蛋白血症的患儿。1岁以下小儿易患丹毒，且病情较危重。

### 发病机制
发病原因及其影响因素

小儿丹毒多由胎毒或热毒侵袭所致。由于丹毒主要是病毒由皮肤或黏膜的细微破损处侵犯皮内网状淋巴管所引起的弥漫性炎症，所以外伤等也是丹毒发病的重要诱因，皮肤表面各种创伤均是病菌侵入的缺口。而丹毒的发病与患者的易感性及免疫力高低有很大关系，当小儿抵抗力下降，如长期营养不良或患有糖尿病、尿毒症等均有可能引发丹毒。

### 临床症状
疾病临床特点与表现

小儿丹毒一般发病较急，多发生于面部、腹部和小腿部位，在发病初起多数患儿常会出现突然寒战、高热的症状，体温可达39～40℃，同时出现全身不适、恶心、呕吐的现象，有的婴儿还会出现高热惊厥。之后，在小儿的患部会出现红肿，肿块周边比较清楚，有自觉灼热、疼痛的感觉，局部淋巴结肿大。

新生儿出现丹毒，常为游走性，多有皮肤坏死，全身症状严重。其发病很急，前期往往有恶寒发热、头痛骨楚、胃纳不香、便秘溲赤等症状，之后局部小片红斑迅速蔓延成大片鲜红斑，边界清楚，肿胀、触痛明显。

### 日常护理
疾病防治实用指南

如孩子患上丹毒，体温升高时，应积极进行降温处理。可在孩子头部放置冰袋，也可以用浓度为30%的酒精擦浴降温。患儿应卧床休息，多饮开水，并进行床边隔离。饮食上应注意清淡，多吃蔬菜水果，忌辛辣、油腻刺激食品。

## 标准取穴
儿童按摩标准挂图定位取穴

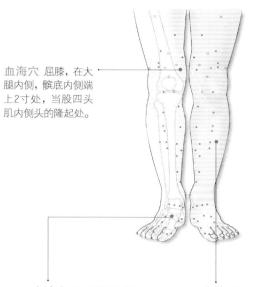

血海穴 屈膝，在大
腿内侧，髌底内侧端
上2寸处，当股四头
肌内侧头的隆起处。

太冲穴 在足背侧，第一、二
趾跖骨连接部位中。用手指沿
拇趾和次趾的夹缝向上移压，
到能够感觉到动脉的时候就是
该穴位。

丰隆穴 位于足外踝上8
寸（大约在外膝眼与外踝
尖的连线中点）处。

## 按摩流程
对症按摩步骤分步详解

Step 1
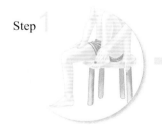

按摩穴位：太冲穴
按摩手法：二指压法
按摩时间：3~5分钟
按摩力度：轻

Step 2
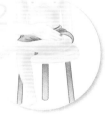

按摩穴位：血海穴
按摩手法：拇指压法
按摩时间：3~5分钟
按摩力度：适度

Step 3
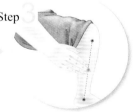

按摩穴位：丰隆穴
按摩手法：三指压法
按摩时间：1~3分钟
按摩力度：适度

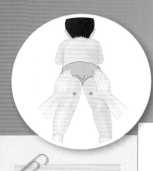

# 06 | 坐骨神经痛
## 舒筋活血的治疗手法

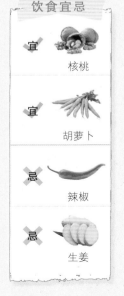

### 饮食宜忌

宜 核桃

宜 胡萝卜

忌 辣椒

忌 生姜

## 概述
### 疾病概念与简要论述

坐骨神经痛是指坐骨神经通路及其分布区疼痛的综合征，具体位置是指在臀部大腿后侧、小腿后外侧和足外侧。作为常见病症之一，坐骨神经痛好发于青壮年男性，体力劳动者发病率较高，但小儿也有可能发生坐骨神经痛，诊断时需多加注意。

## 发病机制
### 发病原因及其影响因素

按照病因，坐骨神经痛可分为原发性和继发性。原发性坐骨神经痛临床上比较少见，往往与体内感染原有关。继发性坐骨神经痛，往往是因腰椎间盘脱出所致，椎管狭窄、肿瘤、结核、蛛网膜炎等疾病也会引发坐骨神经痛。

小儿有可能因坐骨神经损伤而发生坐骨神经痛，多为注射后立即发作。

## 临床症状
### 疾病临床特点与表现

坐骨神经痛的常见症状是：腰部、臀部并向股后、小腿后外侧、足外侧放射疼痛，往往呈持续性钝痛，并有烧灼和刀刺样疼痛加剧向下窜行；疼痛在患者弯腰或活动下肢、咳嗽、排便时加重，经休息后减轻；踝反射减低或消失，可有神经根型的感觉障碍、拇趾背屈力差等。

小儿如患有坐骨神经痛，会长时间地哭叫不安，而后逐渐出现下肢活动障碍，患侧腿部抬高试验阳性，而健侧阴性。

## 日常护理
### 疾病防治实用指南

为了预防坐骨神经痛或减少疼痛，在家可适当做伸展运动，一般来说，行走和游泳可强化后背肌肉。

# 标准取穴
## 儿童按摩标准挂图定位取穴

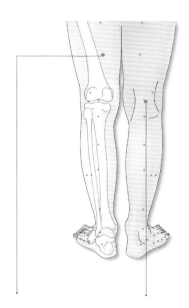

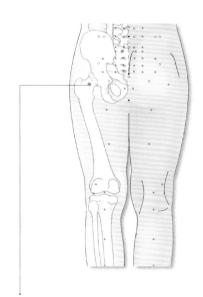

殷门穴 在人体的大腿后面，当承扶穴与委中穴的连线上，在承扶穴下6寸处。

委中穴 位于人体腿部，腘横纹中点，当股二头肌腱与半腱肌肌腱的中间。

环跳穴 在人体股外侧部，侧卧屈股，股骨大转子最突点与骶骨裂孔连线的外1/3与中1/3交点处。

# 按摩流程
## 对症按摩步骤分步详解

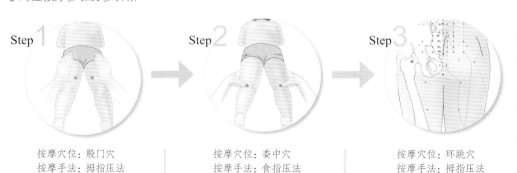

Step 1

按摩穴位：殷门穴
按摩手法：拇指压法
按摩时间：1~3分钟
按摩力度：适度

Step 2

按摩穴位：委中穴
按摩手法：食指压法
按摩时间：1~3分钟
按摩力度：适度

Step 3

按摩穴位：环跳穴
按摩手法：拇指压法
按摩时间：1~3分钟
按摩力度：适度

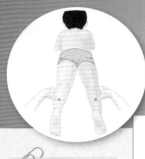

# 07 | 小腿抽筋
理筋整复、缓解痉挛

## 小偏方

1.生白芍20克，炙甘草20克，木瓜30克，水煎服，一日一剂，分2次服用。

2.在烹制的菜、汤加点醋或几枚梅子、山楂，可促进食物中钙质吸收，有利于缓解小腿抽筋症状。

## 饮食宜忌

**宜** 虾米

**宜** 海带

**宜** 牛奶

**宜** 大豆

**宜** 鸡蛋

## 概述
疾病概念与简要论述

　　抽筋，又名"肌肉痉挛"，是一种肌肉自发的强制性收缩，发生在小腿的肌肉痉挛即为小腿抽筋。当人的小腿抽筋时，一般疼痛难忍，发生在半夜往往会把人痛醒，一时不能止痛，不仅影响睡眠，肌肉的不适感或触痛还有可能持续几个小时。

## 发病机制
发病原因及其影响因素

　　小儿小腿抽筋大多是缺钙、受凉、局部神经血管受压引起：①缺钙。钙离子在肌肉收缩过程中起着重要作用，一旦血液中钙离子浓度太低，肌肉就容易兴奋而产生痉挛。由于小儿生长发育迅速，更容易使钙质缺失，因此就常发生腿部抽筋的情况；②寒冷刺激。如冬季夜里室温较低，晚上睡觉没盖好被子，小腿肌肉被寒冷刺激后，就会发生痉挛；③睡眠姿势不好。如睡觉时长时间仰卧，被子压在脚面；或长时间俯卧，脚面抵在床铺上，都会使小腿某些肌肉长时间处于绝对放松状态，以至于引发小腿肌肉"被动挛缩"。

## 临床症状
疾病临床特点与表现

　　小腿抽筋主要表现为腿部一组或几组肌肉突然、剧烈、不自主地收缩，疼痛难忍，一般持续几秒到数分钟之久，但发作过后肌肉的不适感或触痛有可能持续几个小时。如在夜间小腿抽筋，患儿往往会被痛醒。

## 日常护理
疾病防治实用指南

　　为了预防孩子小腿抽筋，父母应注意帮孩子驱寒保暖，以免其局部肌肉受寒。孩子平时应加强体育锻炼，但走路或运动时间不宜过长，在锻炼时要充分做好准备活动，让下肢血液循环顺畅。另外，适当补钙也是预防小腿抽筋的重点，平时还要适当地多晒太阳。

# 标准取穴
儿童按摩标准挂图定位取穴

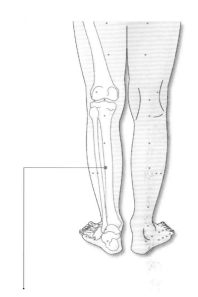

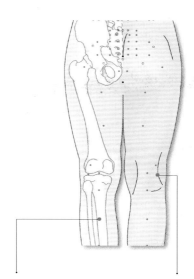

**承山穴** 在人体的小腿后面正中,委中穴与昆仑穴之间,当伸直小腿或足跟上提时,腓肠肌肌腹下出现的尖角凹陷处就是这个穴位。

**承筋穴** 位于人体的小腿后面,当委中穴与承山穴的连线上,腓肠肌的肌腹中央,委中穴下5寸处。

**委阳穴** 在人体的小腿部,横纹外侧端,当股二头肌腱内侧。

# 按摩流程
对症按摩步骤分步详解

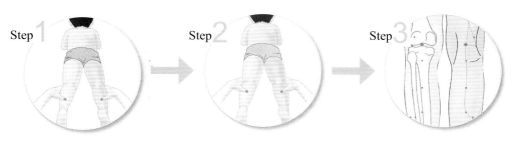

| Step 1 | Step 2 | Step 3 |
|---|---|---|
| 按摩穴位:承山穴 | 按摩穴位:承筋穴 | 按摩穴位:委阳穴 |
| 按摩手法:拇指压法 | 按摩手法:拇指压法 | 按摩手法:拇指压法 |
| 按摩时间:1~3分钟 | 按摩时间:1~3分钟 | 按摩时间:1~3分钟 |
| 按摩力度:适度 | 按摩力度:适度 | 按摩力度:适度 |

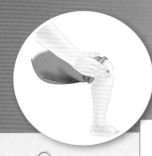

# 08 风湿性关节炎
活血化淤，让关节不再僵硬

### 饮食宜忌

| 宜 | 牛奶 |
| 宜 | 豆浆 |
| 忌 | 竹笋 |
| 忌 | 虾 |

## 概述
疾病概念与简要论述

风湿性关节炎是一种常见的急性或慢性结缔组织炎症，为风湿热的一种表现，属于变态反应性疾病，其初发年龄往往在9～17岁，多发生于寒冷、潮湿地区。临床以关节和肌肉游走性酸楚、疼痛为特征。如风湿性关节炎反复发作，可侵犯心脏，引起风湿性心脏病。

## 发病机制
发病原因及其影响因素

风湿性关节炎的病因至今尚未完全明确，在发病机理上一般被认为与免疫、感染及遗传有关，可能是因微生物（细菌、支原体、病毒等）感染持续地刺激机体产生免疫球蛋白，沉积于关节滑膜或血管壁，并通过补体系统的激活，以及粒细胞、大单核细胞溶酶体的释放，进而引起炎体组织损伤。

## 临床症状
疾病临床特点与表现

风湿性关节炎的典型表现为：病发关节常为膝、髋、踝等下肢大关节，其次是肩、肘、腕关节，部分病人的几个关节可同时发病；病变局部呈现红、肿、灼热、剧痛的症状；疼痛游走不定，常见由一个关节转移至另一个关节，但疼痛持续时间不长，几天就可消退；患者常伴有轻度或中度发热；治愈后很少复发，但如反复发作，就可能影响心脏功能。

## 日常护理
疾病防治实用指南

风湿病患者不可受寒，所以居住的房屋最好向阳、通风、干燥，并尽量保持室内空气新鲜。平时应用温水洗脸洗手，晚上则最好用热水泡脚15分钟，热水以能浸至踝关节以上为好，以促进下肢血液流畅。在饮食方面，患者应少吃辛辣刺激性的食物以及生冷、油腻之物，多吃高蛋白、高热量、易消化的食物，不宜偏食。

## 标准取穴
儿童按摩标准挂图定位取穴

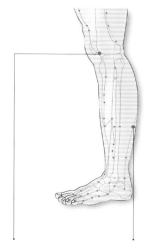

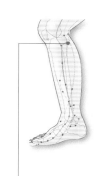

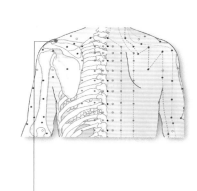

膝关穴 在小腿内侧胫骨内上踝后下方，腓肠肌内侧头的上部。

犊鼻穴 屈膝，在膝部，髌骨和髌韧带外侧的凹陷中。

飞扬穴 在小腿后面，外踝后，昆仑直上7寸，承山穴外下方1寸处。

巨骨穴 在肩上部，锁骨肩峰与肩胛冈之间凹陷处。

## 按摩流程
对症按摩步骤分步详解

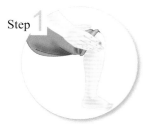

Step 1

按摩穴位：犊鼻穴
按摩手法：食指压法
按摩时间：1~3分钟
按摩力度：适度

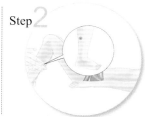

Step 2

按摩穴位：飞扬穴
按摩手法：二指压法
按摩时间：1~3分钟
按摩力度：适度

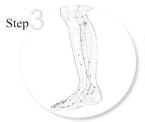

Step 3

按摩穴位：膝关穴
按摩手法：二指压法
按摩时间：1~3分钟
按摩力度：适度

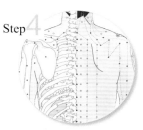

Step 4

按摩穴位：巨骨穴
按摩手法：中指压法
按摩时间：1~3分钟
按摩力度：重

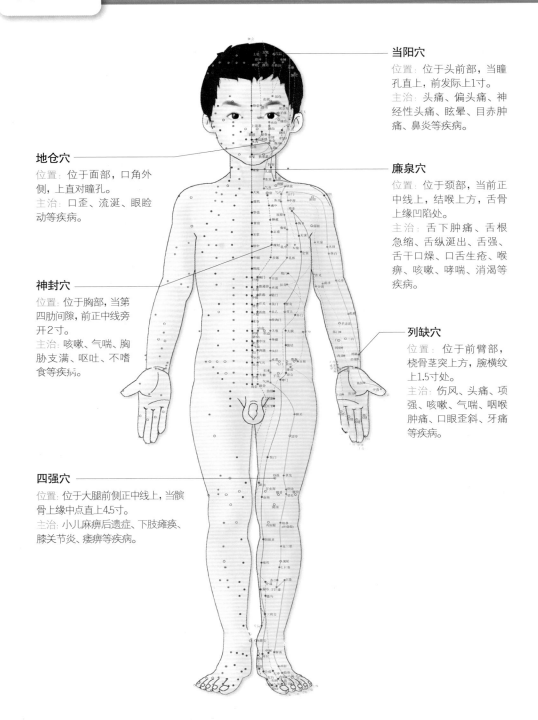

**当阳穴**

位置：位于头前部，当瞳孔直上，前发际上1寸。

主治：头痛、偏头痛、神经性头痛、眩晕、目赤肿痛、鼻炎等疾病。

**地仓穴**

位置：位于面部，口角外侧，上直对瞳孔。

主治：口歪、流涎、眼睑动等疾病。

**廉泉穴**

位置：位于颈部，当前正中线上，结喉上方，舌骨上缘凹陷处。

主治：舌下肿痛、舌根急缩、舌纵涎出、舌强、舌干口燥、口舌生疮、喉痹、咳嗽、哮喘、消渴等疾病。

**神封穴**

位置：位于胸部，当第四肋间隙，前正中线旁开2寸。

主治：咳嗽、气喘、胸胁支满、呕吐、不嗜食等疾病。

**列缺穴**

位置：位于前臂部，桡骨茎突上方，腕横纹上1.5寸处。

主治：伤风、头痛、项强、咳嗽、气喘、咽喉肿痛、口眼歪斜、牙痛等疾病。

**四强穴**

位置：位于大腿前侧正中线上，当髌骨上缘中点直上4.5寸。

主治：小儿麻痹后遗症、下肢瘫痪、膝关节炎、痿痹等疾病。

# Chapter 8
# 儿童脏腑疾病的按摩治疗法

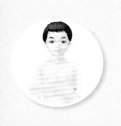 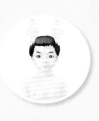 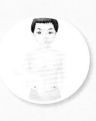 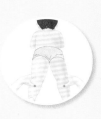 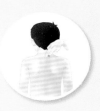

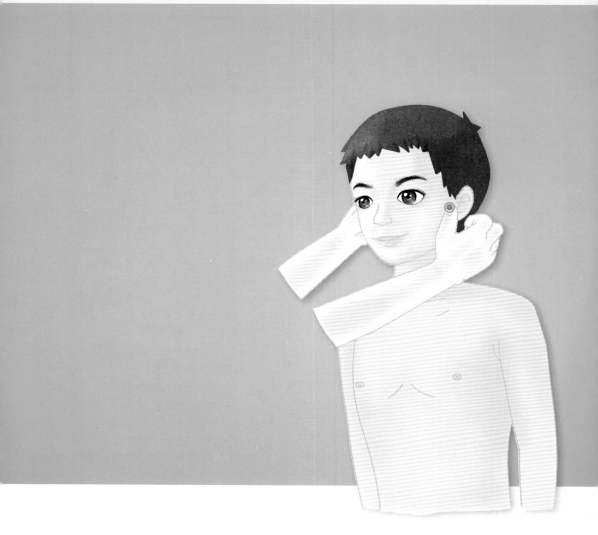

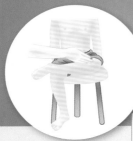

# 01 | 贫血
## 补血养气的按摩法

### 饮食宜忌

宜
肝脏

宜
木耳

忌
大蒜

忌
牛奶

## 概述
### 疾病概念与简要论述

贫血是指单位容积血液内血红蛋白量或红细胞数低于正常值，而关于小儿贫血的国内诊断标准是：当海拔为0时，出生后10天内的新生儿血红蛋白（Hb）<145g／L；10天～3个月的婴儿因"生理性贫血"等因素影响，贫血的标准很难确定，建议暂以Hb<100g／L为准；6个月～不足为6岁的小儿Hb<110g／L；6～14岁的小儿Hb<120g／L为贫血。

## 发病机制
### 发病原因及其影响因素

营养性缺铁性贫血是小儿贫血中最常见的一种类型，它是因体内储存铁缺乏而引起血红蛋白合成减少的低色素小细胞性贫血，为我国重点防治的小儿疾病之一。关于缺铁性贫血，其病因主要有：先天性储铁不足，如早产儿、胎儿失血或孕妇患缺铁性贫血等；铁摄入不足，食物铁供应不足是导致小儿缺铁性贫血的主要原因。

## 临床症状
### 疾病临床特点与表现

以6个月～2岁的婴幼儿发病最多。小儿起病缓慢，皮肤黏膜逐渐苍白，特别在唇、口腔黏膜和甲床部位多见。患儿头发枯黄，倦怠乏力，不爱活动或烦躁，注意力不集中，智力多较同龄儿低，常伴有食欲不振。严重者可出现口腔炎、舌乳头萎缩、吸收不良综合征、反甲、心脏扩大或心力衰竭等症状。年长儿童会有头昏、耳鸣的症状。

## 日常护理
### 疾病防治实用指南

小儿贫血病程较长，所以父母应注意让孩子保持生活规律。同时，合理搭配孩子的膳食，如多吃动物血、黄豆、肉类等含铁较丰富的食物，按时添加含铁丰富的辅食等，纠正孩子的不良饮食习惯。

## 标准取穴
儿童按摩标准挂图定位取穴

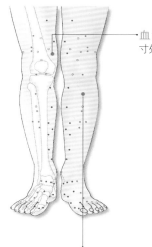

血海穴 屈膝，在大腿内侧，髌底内侧端上2寸处，当股四头肌内侧头的隆起处。

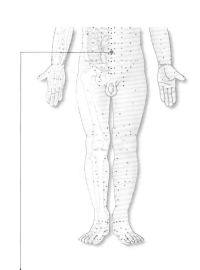

足三里穴 位于小腿前外侧，当犊鼻穴下3寸，距胫骨前嵴1横指（中指）处。

气海穴 在人体下腹部，前正中线上，当脐中下1.5寸。

## 按摩流程
对症按摩步骤分步详解

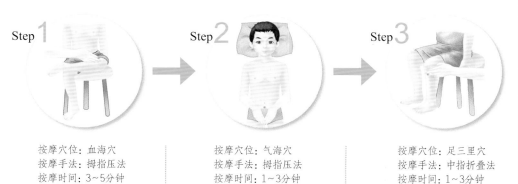

Step 1

按摩穴位：血海穴
按摩手法：拇指压法
按摩时间：3~5分钟
按摩力度：适度

Step 2

按摩穴位：气海穴
按摩手法：拇指压法
按摩时间：1~3分钟
按摩力度：轻

Step 3

按摩穴位：足三里穴
按摩手法：中指折叠法
按摩时间：1~3分钟
按摩力度：重

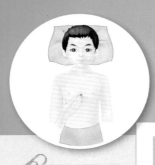

# 02 | 小儿吐乳
### 让宝宝尽情享受乳汁的滋养

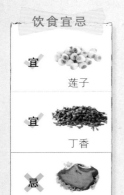

**小偏方**

1.老姜1节，丁香1粒。老姜挖1孔，放入丁香，用文火水煮煎服。

2.老姜36克，陈米适量。将老姜煨熟去皮研烂，同陈米共煮成粥，缓缓喂服。

3.将200克莲藕、20克生姜分别洗净切块，放进榨汁机中，加入适量水榨成汁，将榨出的汁和200克米汤一起倒入锅中煮沸，调入30克冰糖，继续煮约5分钟即成。

**饮食宜忌**

宜　莲子

宜　丁香

忌　猪肝

## 概述
### 疾病概念与简要论述

　　小儿吐乳是新生儿在哺乳时或哺乳后所发生的吐奶现象，属于婴儿功能性呕吐。患儿呕吐频繁，1日数次，呕吐后神情舒畅，仍可再次哺喂的，并无器质性及感染性病变。

## 发病机制
### 发病原因及其影响因素

　　新生儿容易吐奶的原因主要在于他们的胃部和喉部还没有发育成熟。新出生的婴儿胃容量较小，食管较松弛，胃呈水平位，贲门括约肌发育较差。当食物进入胃部时，成人贲门会通过收缩来防止食物逆流回食道，而婴儿的贲门部位还不能很好地进行收缩，所以乳汁进入胃部后就容易逆流回食道，以至于引发吐奶。另外，新生儿的喉头位置相对要高，他们含乳头的方式也比较笨拙，所以在吃奶时很容易吞入空气而引起吐奶。

## 临床症状
### 疾病临床特点与表现

　　正常新生儿在出生后几周内常会有吐奶现象，其症状是强烈、无压力、非喷射性地从口边流出少量奶汁，每天可溢奶一次或多次，但没有其他异常情况。一般来说，随着成长发育，婴儿吐奶的频率会逐渐减少，约在6个月至8个月时即可完全消失。

## 日常护理
### 疾病防治实用指南

　　为了减少婴儿吐奶的频率，家长应适量喂食，让宝宝少量多餐，以减轻其胃部所承受的压力。在喂奶期间，家长应让宝宝竖直趴在其身上，轻拍宝宝背部，最好不要仰卧喂奶。在喂食完毕后，不要让宝宝马上平躺，而是让宝宝挺直上身待一会儿，并轻拍其背部，以便于宝宝将吞入胃中的空气排出。宝宝躺下后，最佳的姿势是右侧卧位，以使胃中的食物不易流出。

## 标准取穴
儿童按摩标准挂图定位取穴

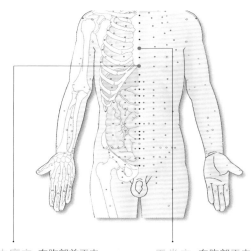

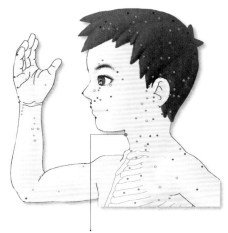

中庭穴 在胸部前正中线上平第五肋间，即胸剑结合部。

玉堂穴 在胸部正中线上平第三肋间。

廉泉穴 在人体的颈部，当前正中线上，结喉上方，舌骨上缘凹陷处。

## 按摩流程
对症按摩步骤分步详解

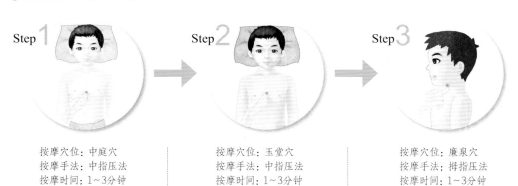

Step 1

按摩穴位：中庭穴
按摩手法：中指压法
按摩时间：1~3分钟
按摩力度：重

Step 2

按摩穴位：玉堂穴
按摩手法：中指压法
按摩时间：1~3分钟
按摩力度：重

Step 3

按摩穴位：廉泉穴
按摩手法：拇指压法
按摩时间：1~3分钟
按摩力度：轻

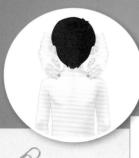

# 03 | 小儿气喘
### 别让孩子喘气大如牛

1.将山药100克去皮、切片、捣烂，加入半小杯甘蔗汁，用文火炖熟。温热服食，分2次服完，每日服1次。服第二次时，可用小瓷盆加入开水，再将粥碗放入水中温热后服食。

2.干姜3~5克、茯苓10克、甘草3克煎水取汁，用药汁与50克粳米同煮成稀粥，分2次服食。

### 饮食宜忌

宜 大豆

宜 苹果

忌 鱼

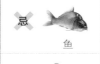

忌 虾

## 概述
### 疾病概念与简要论述

气喘是一种支气管受到刺激后引发慢性发炎及狭窄，进而导致慢性呼吸道阻塞的疾病。一般来说，气喘与过敏性体质有关，往往由于环境当中的过敏原或非过敏性的刺激因素而引起，但也有恢复的可能性。

## 发病机制
### 发病原因及其影响因素

气喘的致病机制到目前为止还不是很明确，不过除了与家族遗传有关之外，环境也是造成气喘的重要影响因子。由于气喘患者支气管过敏，稍微受到一点刺激时就会有反应，进而使支气管收缩、黏膜水肿，并分泌黏液。经过一连串的作用后，支气管内径会变得狭窄，仅能通过少数空气，进而呼吸困难。特别是当气喘患者的呼吸道接触到诱发因子（过敏原、病毒感染、温度变化等）时，就会引起气喘发作。

## 临床症状
### 疾病临床特点与表现

气喘患者大多在深夜到天亮前发病。气喘发作时，会感到喉咙很紧及胸闷、眼睛不舒服，患儿会出现间歇的呼吸困难，以及咻咻的喘鸣声或咳嗽等症状。呼吸严重困难时，甚至出现起床后若不坐着就会无法呼吸、咳嗽及咳痰等症状。气喘的病情缓和时，咳嗽也会减轻，痰的黏性变小，呼吸也会相对顺畅。

## 日常护理
### 疾病防治实用指南

为了让孩子少接触到过敏原，父母应改善居家环境，避免孩子接触尘螨，如尽量不使用地毯，应尽量使用木板或金属材质，避免使用厚重的布质窗帘，不养宠物等。孩子也应适当运动，并注意在剧烈运动之前做好间歇性的热身运动。

## 标准取穴
儿童按摩标准挂图定位取穴

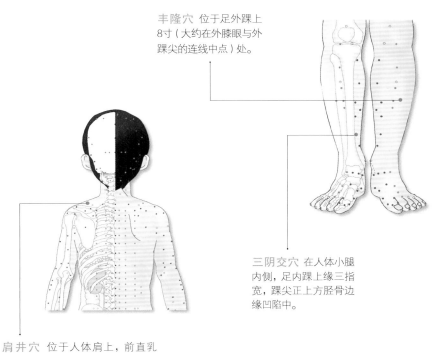

**丰隆穴** 位于足外踝上8寸（大约在外膝眼与外踝尖的连线中点）处。

**三阴交穴** 在人体小腿内侧，足内踝上缘三指宽，踝尖正上方胫骨边缘凹陷中。

**肩井穴** 位于人体肩上，前直乳中，大椎与肩峰端连线的中点，即乳头正上方与肩线交接处。

## 按摩流程
对症按摩步骤分步详解

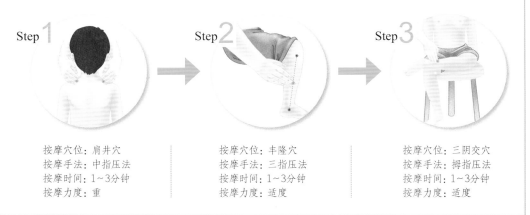

Step 1

按摩穴位：肩井穴
按摩手法：中指压法
按摩时间：1～3分钟
按摩力度：重

Step 2

按摩穴位：丰隆穴
按摩手法：三指压法
按摩时间：1～3分钟
按摩力度：适度

Step 3

按摩穴位：三阴交穴
按摩手法：拇指压法
按摩时间：1～3分钟
按摩力度：适度

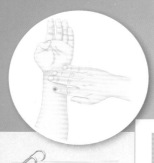

# 04 | 小儿呃逆
止呃降逆，让孩子不打嗝

## 小偏方

1.雪梨1个（约150克），红糖50克。将雪梨洗净，连皮切碎，去核、籽。锅置火上，放入清水、梨，用文火煎沸30分钟，捞出梨块不用，加入红糖稍煮，至糖全部溶化时，即可饮用。酸甜可口，略黏稠不涩，可每晚饮用，数日见效。

2.将甘蔗汁100毫升、生姜汁9毫升调匀，频频缓饮，每天1次，连用2~3天。

## 饮食宜忌

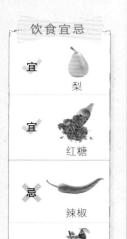

| | |
|---|---|
| 宜 | 梨 |
| 宜 | 红糖 |
| 忌 | 辣椒 |
| 忌 | 冷饮 |

### 概述
疾病概念与简要论述

呃逆，又称"打嗝"，是指气从胃中上逆，喉间频频作声，声音急而短促的生理现象。当横膈膜痉挛收缩时，空气会被迅速吸进肺内，两条声带之中的裂隙因骤然收窄而发出奇怪的声响。

### 发病机制
发病原因及其影响因素

孩子打嗝的常见原因有三个：①护理不当，使孩子外感风寒；②乳食不当，当乳食不节制、过食生冷奶水或过服寒凉药物，都会使胃气上逆动膈，造成打嗝；③进食过急或惊哭之后进食，因哽噎也可诱发打嗝。对于幼儿来说，造成打嗝的常见原因有吃得太快、外感风寒、饮食不当等。可乐、雪碧等碳酸饮料会释放大量二氧化碳，易引起孩子打嗝。当孩子情绪过度紧张时，吸进的空气过多，也会引起不停打嗝。

### 临床症状
疾病临床特点与表现

一般来说，孩子打嗝多为良性自限性打嗝，一会儿就会止住。若无其他疾病而突然打嗝，并且嗝声高亢有力、连续不断，多因受寒所致。如果孩子在打嗝时可闻到不消化的酸腐异味，则多因乳食停滞不化所致。但如果是连续几天持续不停地打嗝，则可能是胃、横膈、心脏、肝脏疾病或者肿瘤的症状，应及时就医。

### 日常护理
疾病防治实用指南

当孩子打嗝时，父母可以抱起孩子，用指尖在孩子的嘴边或耳边轻轻搔痒，通常当孩子发出笑声时，就不再打嗝了。此外，当打嗝时，可以尽量屏气，一次约15~25秒即可，3~5次即可见效。为了预防打嗝，孩子在啼哭时应停止进食，吃母乳的孩子在进食时，父母应避免使乳汁流得过快，以免其哽噎。

## 标准取穴
儿童按摩标准挂图定位取穴

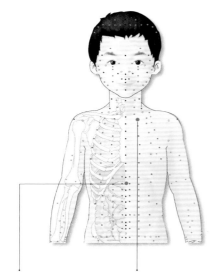
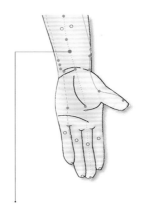

上脘穴 在人体上腹部，前正中线上，当脐中上5寸。

俞府穴 在人体的上胸部位，人体正面正中线左右三指宽处，锁骨正下方。

内关穴 在人体的前臂掌侧，从近手腕的横皱纹的中央，往上大约三指宽的中央部位。

## 按摩流程
对症按摩步骤分步详解

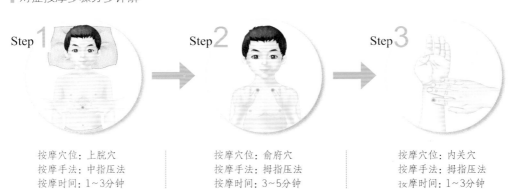

Step 1

按摩穴位：上脘穴
按摩手法：中指压法
按摩时间：1~3分钟
按摩力度：重

Step 2

按摩穴位：俞府穴
按摩手法：拇指压法
按摩时间：3~5分钟
按摩力度：重

Step 3

按摩穴位：内关穴
按摩手法：拇指压法
按摩时间：1~3分钟
按摩力度：重

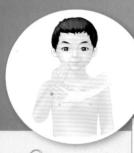

# 05 | 小儿便秘
便便通畅、心情舒畅

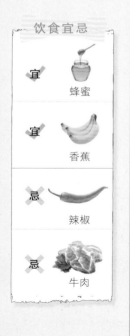

## 小偏方

1. 蜂蜜30～60克，麻油10克，开水冲服，早晚各1次。
2. 杏仁10～20克，山药50克，胡桃肉20克，蜂蜜适量。将前3味洗净去皮打碎和匀，加蜂蜜，加水适量煮沸，频服。
3. 将50克大米煮成粥，放入150克牛乳及白糖，再煮片刻，空腹服食。

## 饮食宜忌

**宜** 蜂蜜

**宜** 香蕉

**忌** 辣椒

**忌** 牛肉

## 概述
### 疾病概念与简要论述

　　小儿便秘是指持续2周或2周以上的排便困难。作为儿童期常见病，便秘发病率为3%～5%，占儿童消化道门诊的25%。特别是儿童期的功能性便秘不仅影响胃肠功能，还会影响到记忆力和智力发育，甚至导致遗尿、便失禁等。

## 发病机制
### 发病原因及其影响因素

　　小儿便秘的病因可分为器质性病因和功能性病因。其中，器质性病因是有明确病因的，与胃肠有关的有肠管器质性病变，直肠、肛门病变。便秘的功能性病因主要有进食量少或膳食纤维摄入不足或水分不足。如孩子喜欢吃高脂肪、高胆固醇的食品，就容易造成肠胃蠕动缓慢，消化不良；小儿缺乏定时排便的训练，或环境突然改变；腹肌及盆腔肌张力不足等，也会导致便秘。

## 临床症状
### 疾病临床特点与表现

　　通常来说，便秘的具体表现主要有四个方面：①小儿每周排便次数少于或等于3次即为异常，严重者2～4周才排便1次；②排便时间延长，严重者每次排便时间可超过30分钟；③大便性状改变，粪便干结；④排便困难，感觉排便不尽，一些患儿还会因此出现肛裂，从而产生排便恐惧。

　　另外，便秘患儿还常常出现腹痛、腹胀、食欲不振、呕吐等胃肠道症状，腹痛常常位于左下腹和脐周，为阵发性、无放射性，在热敷或排便后可缓解。

## 日常护理
### 疾病防治实用指南

　　为了预防小儿便秘，孩子平时应避免进食过少或食物过于精细，要多吃一些蔬菜水果及富含纤维素的食物。父母应帮助孩子养成良好的排便习惯，每日定时排便，不可滥用药物。

## 标准取穴
儿童按摩标准挂图定位取穴

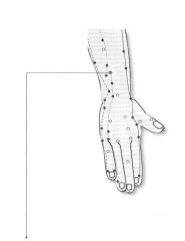

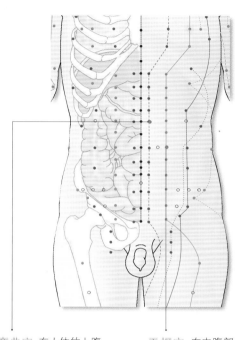

支沟穴 位于人体的前臂背侧，腕背横纹上3寸，尺骨与桡骨之间。

商曲穴 在人体的上腹部，当脐中上2寸，前正中线旁开0.5寸。

天枢穴 在中腹部，肚脐左右两侧三指宽处。

## 按摩流程
对症按摩步骤分步详解

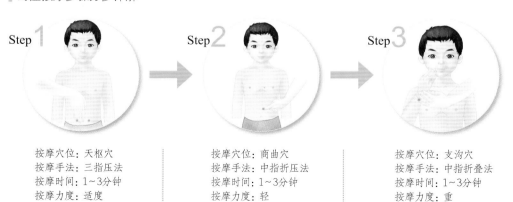

Step 1
按摩穴位：天枢穴
按摩手法：三指压法
按摩时间：1~3分钟
按摩力度：适度

Step 2
按摩穴位：商曲穴
按摩手法：中指折压法
按摩时间：1~3分钟
按摩力度：轻

Step 3
按摩穴位：支沟穴
按摩手法：中指折叠法
按摩时间：1~3分钟
按摩力度：重

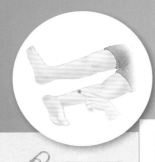

# 06 | 小儿疝气
温经散寒、行气止痛

## 小偏方

1.将1个乌鸡蛋同食醋搅拌均匀，把1块生铁烧红放入醋蛋液中，待醋蛋液被烫熟后，趁热喝下，然后盖被发汗休息。每天晚上1次，1个疗程为7天。

2.将15克茴香先煎后取其汁，加入粳米100克，煮成稀粥。每天分2次食之，适用于治疗小肠疝气。

## 饮食宜忌

宜　茄子

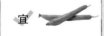
宜　丝瓜

忌　蚕豆

忌　花生

## 概述
疾病概念与简要论述

小儿疝气，俗称"脱肠"，是指腹部脏器通过不正常的薄弱点时，因间隙移位所形成的疾病，为小儿普通外科手术中最常见的疾病之一。一般来说，小儿疝气的发病率为1%~4%，早产儿则更高。由于生理结构的原因，男孩发生疝气的概率为女孩的10倍，单侧者较多见，两侧者较少。

## 发病机制
发病原因及其影响因素

对于男孩来说，睾丸是在出生前才通过腹股沟管降至阴囊的，腹膜随之下移则形成鞘状突。但如果在婴儿出生后鞘状突还没有闭锁，或闭锁不全，就会形成较大的腔隙，腹腔内容物通过腔隙突向体表，则形成疝气。另外，右侧睾丸下降比左侧会略晚些，鞘状突闭锁较迟，所以腹股沟疝气也多集中于右侧。对于女孩来说，腹壁薄弱也会形成疝气，但比起男孩发病率相对较低。

## 临床症状
疾病临床特点与表现

小儿疝气通常会在出生后数天、数月内发生，也可能在数年后发生。一般是在小儿哭闹、剧烈运动、大便干结时，腹股沟处或阴囊或阴唇部位可有一突起块状肿物，小儿平躺或用手按压时会自行消失。当疝块发生嵌顿时，患儿会出现腹痛、恶心、呕吐、发热、厌食或哭闹、烦躁不安的症状。一旦肿物不能返纳腹腔，患儿会腹痛加剧，哭闹不止，继而出现呕吐、腹胀、排便不畅等肠梗阻症状。

## 日常护理
疾病防治实用指南

如小儿患有疝气，家长应尽量让患儿减少奔跑与久立、久蹲，适时让患儿平躺休息，也要避免患儿哭闹、咳嗽、便秘、生气。当肿物坠下时，可用手轻轻将其推回腹腔。

## 标准取穴
儿童按摩标准挂图定位取穴

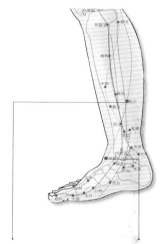
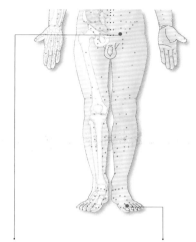

**筑宾穴** 在人体的小腿内侧，当太溪穴和阴谷穴的连线上，太溪穴上5寸处，腓肠肌肌腹的内下方。

**中封穴** 在人体足部背侧，当足内踝前，胫骨前肌腱内侧凹陷处。

**气冲穴** 在人体的腹股沟上方一点，即大腿根里侧，当脐中下约5寸处，距前正中线2寸，穴位下边有一根跳动的动脉，即腹股沟动脉。

**大敦穴** 在人体足部，大趾（靠第二趾一侧）甲根边缘约2毫米处。

## 按摩流程
对症按摩步骤分步详解

Step 1
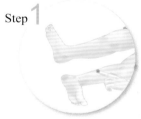

按摩穴位：筑宾穴
按摩手法：中指折压法
按摩时间：1~3分钟
按摩力度：重

Step 2
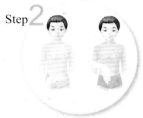

按摩穴位：气冲穴
按摩手法：食指压法
按摩时间：3~5分钟
按摩力度：适度

Step 3
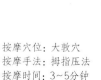

按摩穴位：大敦穴
按摩手法：拇指压法
按摩时间：3~5分钟
按摩力度：重

Step 4
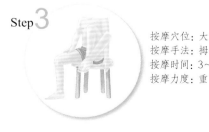

按摩穴位：中封穴
按摩手法：二指压法
按摩时间：3~5分钟
按摩力度：轻

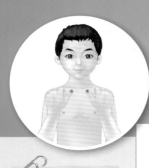

# 07 小儿厌食症
益气健脾、吃嘛嘛香

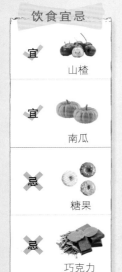
## 概述
疾病概念与简要论述

小儿厌食症是指小儿长期的食欲减退或缺乏的症状，它并非是一种独立的疾病，而是一种慢性消化功能紊乱综合征，常见于1~6岁的小儿。如果孩子患上小儿厌食症，不仅会对其生长发育、营养状态和智力发展造成影响，严重者还会出现营养不良、贫血、佝偻病及免疫力低下的症状。

## 发病机制
发病原因及其影响因素

在现今社会里，小儿厌食症最突出的病因是喂养不当，如纵容孩子乱吃零食，特别是一些高蛋白的食品会使其食欲下降。而两餐之间随意吃零食或糖果，以及吃饭不定时、生活不规律都会使孩子没有食欲。

孩子身体的一些疾病也会引发厌食症，一些急、慢性感染性疾病都有厌食的表现，消化道疾病更会引发厌食。某些药物的影响、微量元素缺乏以及食物过敏也会出现厌食的症状。另外，当孩子运动量不足、睡眠不足，受天气影响，或受到精神刺激后都可情绪低落，食欲降低。

## 临床症状
疾病临床特点与表现

当患有厌食症后，小儿会出现食欲减退或缺乏的症状，严重者会伴有呕吐、腹泻、便秘、腹胀、腹痛和便血等现象。而个别女孩患有神经性厌食后，会出现极度消瘦、无力、体温偏低、心率减慢、血压偏低、肢端发绀等症状。

## 日常护理
疾病防治实用指南

为了避免小儿厌食，家长应合理喂养，做到平衡膳食、食物多样化，让孩子做到规律饮食、定时进食、少吃零食、少饮高热量饮料。在孩子吃饭时，应创造一个安静愉快的进食环境，让孩子坐在固定的地方，用合适的餐具吃饭，不能让孩子边吃边玩，分散吃饭的注意力。

## 标准取穴
儿童按摩标准挂图定位取穴

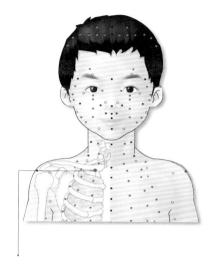

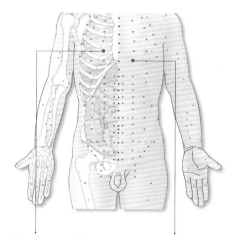

俞府穴 在人体的上胸部
位，人体正面正中线左右
三指宽处，锁骨正下方。

神封穴 在人体的胸部，当
第四肋间隙，前正中线旁开
1.5寸处。

步廊穴 在胸部当
第五肋间、前正中
线旁开1.5寸。

## 按摩流程
对症按摩步骤分步详解

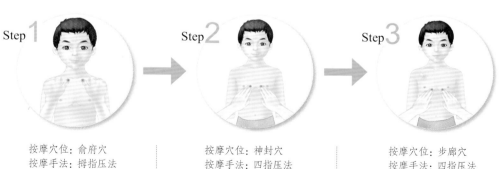

Step 1

Step 2

Step 3

按摩穴位：俞府穴
按摩手法：拇指压法
按摩时间：3～5分钟
按摩力度：重

按摩穴位：神封穴
按摩手法：四指压法
按摩时间：1～3分钟
按摩力度：轻

按摩穴位：步廊穴
按摩手法：四指压法
按摩时间：1～3分钟
按摩力度：轻

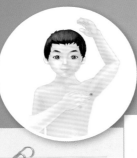

# 08 | 心悸
## 安神定气心不慌

### 饮食宜忌

| | | |
|---|---|---|
|  宜 |  红枣 | |
|  宜 |  百合 | |
|  忌 |  桂皮 | |
|  忌 |  胡椒 | |

## 概述
### 疾病概念与简要论述

小儿心悸是指发生在小儿身上，主要表现为自觉心跳、惊慌不安、不能自主的疾病。当心悸发生时，心率可快可慢，也会出现心律失常的症状，心率和心律正常者也可发生心悸。

## 发病机制
### 发病原因及其影响因素

心悸多出现在年龄大一些的孩子身上，其病因可分为生理性和病理性两方面。生理性因素多为儿童剧烈运动或精神过度紧张，或饮酒、茶、咖啡等，或使用某些药物如肾上腺素、麻黄素等，造成了心肌收缩力增强，促进心率加快而产生心悸。病理性因素如冠心病、风湿性心脏病、各种心律失常，以及贫血、低钾血症、心脏神经官能症等器质性或功能性疾病，都会造成心悸的症状。

## 临床症状
### 疾病临床特点与表现

在中医学中，心悸被认为是气血虚弱、痰饮内停、气滞血淤等所导致的病症。心下空虚，状若惊悸，或先烦而后悸，脉大无力，则是阳虚气弱而导致心悸；阴血不足，血不养心而造成心悸，同时面色无华、舌淡脉细、若兼虚火，则是五心烦热所导致的心悸；胸脘痞满、头晕恶心、小便短少、苔白、脉弦是因水气凌心而导致的心悸；惊惕不宁，突然而作，时作时止，甚至出现心跳欲厥、脉滑大是因痰郁而导致的心悸。

## 日常护理
### 疾病防治实用指南

患儿应注重休息，症状轻微者可做适当活动，严重者应卧床静养。父母平时应让患儿保持心绪平静，避免使患儿精神过度紧张。保持环境清静，因为一些嘈杂声音的刺激可能会加重病情，尤其是严重心律失常的患儿更应注意。

## 标准取穴
儿童按摩标准挂图定位取穴

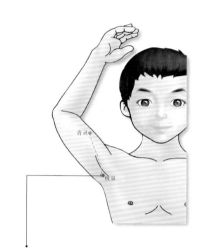

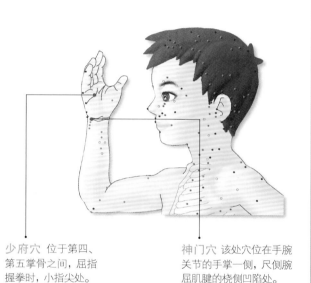

极泉穴 位于人体的两
腋窝正中，在腋窝下的
两条经脉之间，腋动脉
的搏动之处。

少府穴 位于第四、
第五掌骨之间，屈指
握拳时，小指尖处。

神门穴 该处穴位在手腕
关节的手掌一侧，尺侧腕
屈肌腱的桡侧凹陷处。

## 按摩流程
对症按摩步骤分步详解

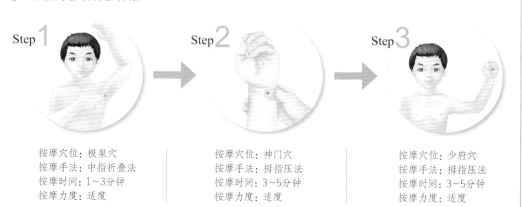

Step 1

Step 2

Step 3

按摩穴位：极泉穴
按摩手法：中指折叠法
按摩时间：1~3分钟
按摩力度：适度

按摩穴位：神门穴
按摩手法：拇指压法
按摩时间：3~5分钟
按摩力度：适度

按摩穴位：少府穴
按摩手法：拇指压法
按摩时间：3~5分钟
按摩力度：适度

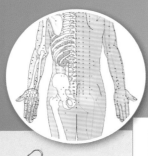

# 09 | 支气管炎
## 杜绝孩子成为"老慢支"

**小偏方**

1.木瓜去籽后切成片，用红糖腌制，每次吃1~2片，或者过1~2个月出来木瓜汁之后，用温水泡着喝，效果也很好。

2.60克糯米加5片生姜捣烂，加入连须葱白5根、5毫升米醋煮粥，趁热饮用，并温覆取汗。可发汗解表。

3.将萝卜汁1杯、姜汁3滴和匀炖，温服，主治小儿慢性支气管炎、小儿咳嗽。

**饮食宜忌**

| 宜 | 胡萝卜 |
| 宜 | 冬瓜 |
| 忌 | 辣椒 |
| 忌 | 韭菜 |

## 概述
### 疾病概念与简要论述

　　小儿支气管炎又名"毛细支气管炎"，由于其病变主要发生在肺部的细小支气管，故有此名。作为儿童常见呼吸道疾病，小儿支气管炎是指支气管发生炎症的病症，属于急性上呼吸道感染。

## 发病机制
### 发病原因及其影响因素

　　小儿支气管炎多由普通感冒、流行性感冒等病毒性感染所引起，其主要病原为呼吸道合胞病毒，此外还有腺病毒、副流感病毒、鼻病毒、流感病毒等，少数是由肺炎支原体引起的。当细小的毛细支气管感染病毒后，就会出现充血、水肿、黏液分泌增多的现象，加上坏死的黏膜上皮细胞脱落而使管腔堵塞，从而导致了明显的肺气肿和肺不张。

## 临床症状
### 疾病临床特点与表现

　　小儿支气管炎多发病于1岁以下的小儿，尤以6个月以下的婴儿多见。该病起病较急，有感冒前期症状，常发生在上呼吸道感染2~3日后，出现持续性干咳和发热的症状，体温多为中、低度发热，主要表现为发作喘憋。在喘憋发生后的2~3日，病情加重，发作时呼吸可增快至每分钟60~80次以上，同时出现呼气延长和呼气性喘鸣的症状。重症患儿在吸气时，锁骨上窝、胸骨上窝及上腹部会呈现凹陷状，还会有脸色苍白、口周发青，或出现紫绀，伴有烦躁不安、呻吟不止等症状。

## 日常护理
### 疾病防治实用指南

　　小儿患有支气管炎大多病情较轻，家长应加强护理，以免加重病情。如随气温变化及时给患儿增减衣物，并多给患儿喂水，采取少量多餐的方法，饮食上较合适的是清淡、营养充分、均衡易消化吸收的半流质或流质饮食，以增加患儿体内水分，满足其机体需求。

## 标准取穴
儿童按摩标准挂图定位取穴

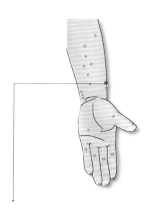

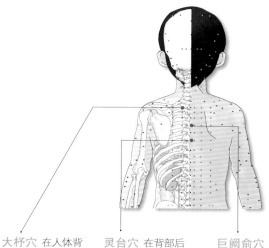

**列缺穴** 在桡骨茎突的上方, 腕横纹上1.5寸处, 即左右两手虎口相互交叉时, 当一手的食指压在另一手腕后桡骨茎突上之小凹窝处, 约距腕关节1.5寸处。

**大杼穴** 在人体背部, 当第一胸椎棘突下, 旁开1.5寸。

**灵台穴** 在背部后正中线上第六胸椎棘突下凹陷处。

**巨阙俞穴** 在背部当第四胸椎棘突下凹陷处。

## 按摩流程
对症按摩步骤分步详解

Step 1
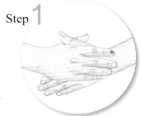
按摩穴位: 列缺穴
按摩手法: 拇指压法
按摩时间: 1~3分钟
按摩力度: 轻

Step 2
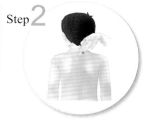
按摩穴位: 大杼穴
按摩手法: 中指折叠法
按摩时间: 1~3分钟
按摩力度: 适度

Step 3
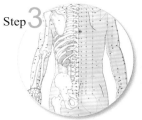
按摩穴位: 灵台穴
按摩手法: 中指折叠法
按摩时间: 1~3分钟
按摩力度: 适度

Step 4
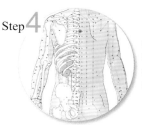
按摩穴位: 巨阙俞穴
按摩手法: 中指折叠法
按摩时间: 1~3分钟
按摩力度: 适度

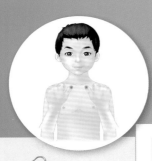

# 10 | 支气管肺炎
呵护孩子的肺，畅快呼吸

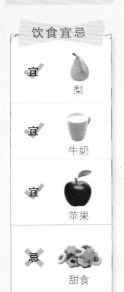
## 概述
疾病概念与简要论述

支气管肺炎是表现为发热、咳嗽、呼吸困难和肺部细湿啰音的一种疾病，常发生于婴幼儿时期，以1岁内发病率较高。该病证一年四季均可发病，北方一般在冬春季发病较多，华南地区则以夏季为多见。

## 发病机制
发病原因及其影响因素

在婴幼儿时期，由于小儿支气管管腔狭窄，黏液分泌少，且肺弹力组织发育差，血管丰富又易于充血，所以很容易被黏液阻塞。加上小儿在这一年龄阶段免疫力低，容易被病毒侵入，进而引发支气管肺炎。支气管肺炎可由多种病原体诱发，但以细菌和病毒为主。

## 临床症状
疾病临床特点与表现

①起病急骤，发病前常有持续数天的轻度的上呼吸道感染，体温多为38～39℃，亦可高达40℃，同时伴有呕吐、烦躁及喘憋等症状。新生儿则起病迟缓、发热不高，常见呛奶呕吐；②咳嗽。发病早期咳嗽明显，多为干咳，新生儿可无咳嗽但会口吐白沫等；③气促。在发热咳嗽之后呼吸变浅，呼吸频率加快，一般是2个月龄内>60次/秒，2～12个月>50次/秒，1～4岁>40次/秒；④呼吸困难。有些患儿必须头向后仰方能顺利呼吸，口周或指甲青紫及鼻翼扇动较重者一般采用点头状呼吸；⑤肺部固定细湿啰音。早期并不明显，后期在患儿哭闹、深呼吸时可以听到固定的中、细湿啰音或捻发音。

## 日常护理
疾病防治实用指南

如果小儿患病，病室应保持空气流通，患儿应少量多次进食，并食用含有足量维生素和蛋白质的食物，经常饮水。患儿可经常变换体位，以减少肺淤血，利于炎症吸收及痰液的排出。

## 标准取穴
儿童按摩标准挂图定位取穴

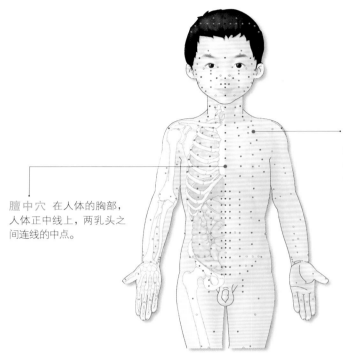

中府穴 孩子乳头外侧旁开两横指，往上直推三条肋骨处即是本穴（平第一肋间隙）。

膻中穴 在人体的胸部，人体正中线上，两乳头之间连线的中点。

## 按摩流程
对症按摩步骤分步详解

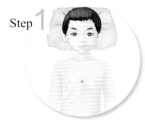

Step 1

按摩穴位：膻中穴
按摩手法：中指压法
按摩时间：1~3分钟
按摩力度：重

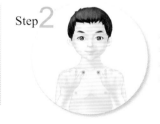

Step 2

按摩穴位：中府穴
按摩手法：摩揉法
按摩时间：1~3分钟
按摩力度：适度

特别贴士：患有支气管肺炎且经常反复的患儿，父母平时要帮助孩子加强体育锻炼，多喝水，以助其出汗退热，同时注意保持居室空气湿度，避免干燥空气被吸入气管，导致痰液不易咳出。对肺炎患者而言，多饮水和进食水果对疾病的康复是有利的。但一些甘温的水果也不宜多食，如桃、杏、李子、橘子等，以免助热生痰。即使是一些寒性水果，也非多多益善。如果寒凉性质的水果食用过量，就会损伤到脾胃的阳气，不利于疾病的康复。

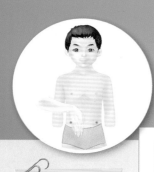

# 11 | 腹痛
## 多管齐下、缓解疼痛

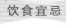
**饮食宜忌**

 宜
山药

 宜
莲子

忌
芹菜

忌
肥肉

## 概述
### 疾病概念与简要论述

小儿腹痛是小儿最常见的一种病症，以腹部疼痛（胸骨下、脐的两旁及耻骨以上部位的疼痛，统称为腹痛）为主要特征。一般来说，小儿发生腹痛不用服药治疗，经过几分钟或十几分钟，有时甚至在数秒钟后，腹痛往往会自然缓解。

## 发病机制
### 发病原因及其影响因素

引起该病症的原因有许多种，其中肠痉挛是小儿急性腹痛中最常见的情况，它是由受凉、暴食、过量进食生冷之物、喂乳过多等因素引起的肠壁肌肉强烈收缩，进而发生腹痛，属于单纯的功能性变化，多数情况下能自愈。

此外，一些腹内脏器病变（如急性胃炎、胃肠炎、病毒性肝炎、各种腹膜炎、肝脓肿），以及一些腹外病变（如呼吸系统疾病、心血管疾病、变态反应性疾病、代谢性疾病等）也会引发腹痛。

## 临床症状
### 疾病临床特点与表现

小儿腹痛的临床特点主要为：新生儿机体反应差，往往出现顽固性腹胀和频繁的呕吐，但不会表现出腹痛的症状；婴幼儿则会出现阵发性或持续性的哭吵，面色苍白，出汗，不思饮食，下肢蜷曲，烦躁不安；年长的儿童腹痛时会哭闹不安，双下肢向腹部屈曲，并用手护住腹部。

## 日常护理
### 疾病防治实用指南

当孩子出现剧烈腹痛时，父母首先应确认引起孩子腹痛的原因。如果是肠痉挛发作引起的腹痛，可以让孩子仰卧于父母的膝上，喂食一些温开水，让其在保暖的条件下入睡。当孩子腹痛剧烈时，可用温暖的手按摩孩子的腹部，或在其腹部放置热水袋。

## 标准取穴
儿童按摩标准挂图定位取穴

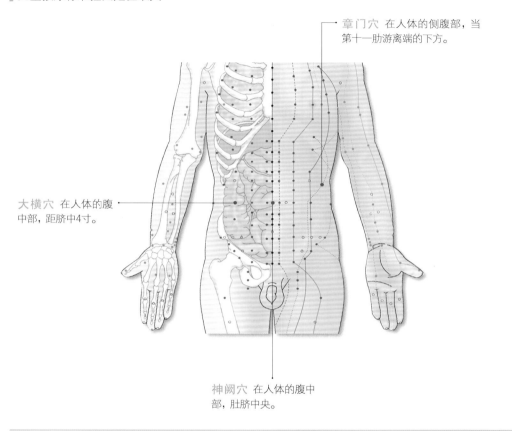

章门穴 在人体的侧腹部，当第十一肋游离端的下方。

大横穴 在人体的腹中部，距脐中4寸。

神阙穴 在人体的腹中部，肚脐中央。

## 按摩流程
对症按摩步骤分步详解

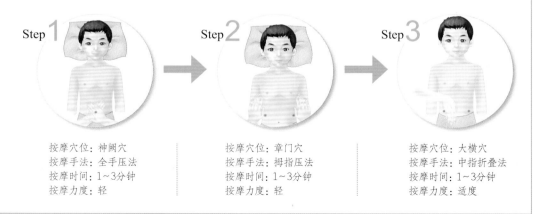

Step 1
按摩穴位：神阙穴
按摩手法：全手压法
按摩时间：1～3分钟
按摩力度：轻

Step 2
按摩穴位：章门穴
按摩手法：拇指压法
按摩时间：1～3分钟
按摩力度：轻

Step 3
按摩穴位：大横穴
按摩手法：中指折叠法
按摩时间：1～3分钟
按摩力度：适度

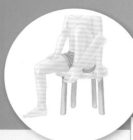

# 12 | 腹胀
### 消食积、顺气顺心

## 饮食宜忌

| | |
|---|---|
| 宜 |  流质食物 |
| 宜 |  鸡蛋羹 |
| 忌 |  蚕豆 |
| 忌 |  花生 |

## 概述
### 疾病概念与简要论述

　　小儿腹胀是胃肠道内存在过量的气体，以至于腹部胀大的一种病症。正常人胃肠道内存在一定量的气体，约150毫升。当胃肠道内积聚过量的气体而不能排出时，腹部就会胀起，即为腹胀。

## 发病机制
### 发病原因及其影响因素

　　小儿腹胀多以气胀为主，而引起肠腔胀气的原因有以下几种。

　　（1）胃肠道中气体吸收障碍。当肠壁血循环发生障碍时，肠腔内气体就不能被肠壁血管吸收后由肺部呼吸排出体外，进而引发腹胀。

　　（2）食物发酵。如果食物停留在回肠下端和升结肠时间过长，肠内的细菌就会引发食物发酵，大量气体将由此产生，引起腹胀。

　　（3）胃肠道内气体排出障碍。由于肠蠕动功能减弱或消失，肠腔内的气体也因此排不出体外，从而引起腹胀。

## 临床症状
### 疾病临床特点与表现

　　正常的新生儿，尤其是早产儿在喂奶后会出现生理性腹胀，可见到轻度或较明显的腹部隆起，有时还有溢乳的现象。但如果腹胀明显，孩子会伴有频繁呕吐、精神差、不吃奶，腹壁较硬、发亮、发红的症状，有的孩子会出现小血管显露，用手触摸会摸到肿块；有的孩子会同时出现黄疸，解白色大便、血便、柏油样大便，发热，这些都是腹胀的症状。另外，腹部胀大、皮色苍黄，甚至脉络显露、腹皮绷急如鼓也是腹胀的特征。

## 日常护理
### 疾病防治实用指南

　　为了预防小儿腹胀，父母应注意喂养适当以防其消化不良，并积极防治小儿胃肠道感染。另外，对于较长的小儿，父母应避免让其食用不易消化的食物。

## 标准取穴
儿童按摩标准挂图定位取穴

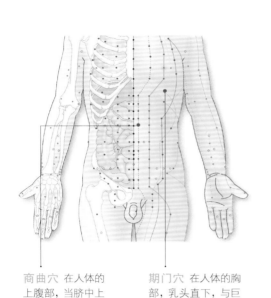

大敦穴 在人体足部，大趾（靠第二趾一侧）甲根边缘约2毫米处。

商曲穴 在人体的上腹部，当脐中上2寸，前正中线旁开0.5寸。

期门穴 在人体的胸部，乳头直下，与巨阙穴齐平。

## 按摩流程
对症按摩步骤分步详解

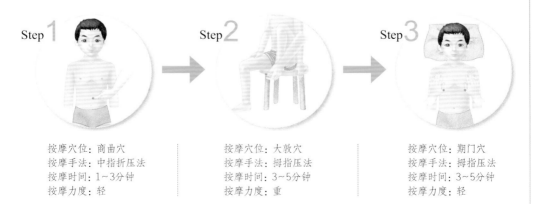

| Step 1 | Step 2 | Step 3 |
| --- | --- | --- |
| 按摩穴位：商曲穴 | 按摩穴位：大敦穴 | 按摩穴位：期门穴 |
| 按摩手法：中指折压法 | 按摩手法：拇指压法 | 按摩手法：拇指压法 |
| 按摩时间：1~3分钟 | 按摩时间：3~5分钟 | 按摩时间：3~5分钟 |
| 按摩力度：轻 | 按摩力度：重 | 按摩力度：轻 |

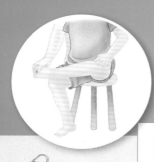

# 13 | 急性肠胃炎
消炎止痛、暖胃暖心

## 小偏方

1.将鲜松叶400克捣烂，与水2碗半煎浓汁，分2次服，1小时服1次。

2.将适量鲜藕洗净，切成薄片，100克粳米淘净。将粳米、藕片、红糖放入锅内，加清水适量，用武火烧沸后，转用文火煮至米烂成粥。每日2次，早晚餐食用。

3.将25克鲜橘皮洗净后，切成块，与粳米共同煮粥，待50克粳米熟后食用。每日1次，早餐食用。

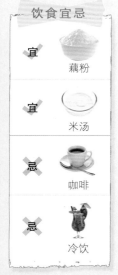

## 饮食宜忌

| 宜 | 藕粉 |
| 宜 | 米汤 |
| 忌 | 咖啡 |
| 忌 | 冷饮 |

## 概述
### 疾病概念与简要论述

小儿急性肠胃炎是一种常见的消化道疾病，属于胃肠黏膜的急性炎症，常发生于夏秋季，多由饮食不当、暴饮暴食，或食用不干净的食物而引发。

## 发病机制
### 发病原因及其影响因素

小儿急性肠胃炎多由以下四个方面引起：①病菌感染。肠道内的感染多由细菌和病毒造成，其中主要的致病菌就是致病性大肠杆菌；②病毒因素。上呼吸道的炎症、肺炎、肾炎、中耳炎等胃肠道以外的疾病，均会引起发热，并且因为吸收细菌毒素而使肠蠕动增加；③喂养不当。如果孩子暴饮暴食，或进食生冷刺激性食物等都会引发急性肠胃炎；④环境因素。当天气过冷时，孩子的肠蠕动增加；天气过热时，孩子的胃酸及消化酶会减少分泌，这些都是诱发肠胃炎的因素。

## 临床症状
### 疾病临床特点与表现

小儿急性肠胃炎的主要症状为恶心、呕吐、腹痛、腹泻、发热等。如孩子状况良好，每天大便次数在10次以下，且为黄色或黄绿色，含有少量黏液或白色皂块，粪质不多，有时大便呈"蛋花汤样"，则为轻度腹泻。如每天大便数次至数十次，大便呈水样，含有少量黏液，孩子恶心呕吐，有时呕吐出咖啡样物，则腹泻较重。

## 日常护理
### 疾病防治实用指南

由于小儿肠胃炎多因进食不洁食物所引起，所以要预防肠胃炎，最重要的是保证食物的清洁及保存安全。父母尽量不要让孩子吃街上贩卖的生冷食物，在家中吃东西则要煮沸或用其他方法洗净消毒灭菌。不可让孩子暴饮暴食，或食用腐败变质的食物。

## 标准取穴
儿童按摩标准挂图定位取穴

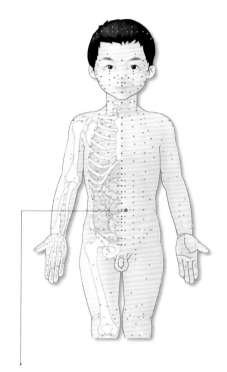

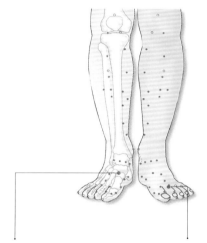

太冲穴 在足背侧，第一、二趾跖骨连接部位中。用手指沿拇趾和次趾的夹缝向上移压，到能够感觉到动脉的时候就是该穴位。

内庭穴 在足的次趾与中趾之间，脚叉缝尽处的凹陷中。

肓俞穴 在人体腹中部，当脐中旁开0.5寸处。

## 按摩流程
对症按摩步骤分步详解

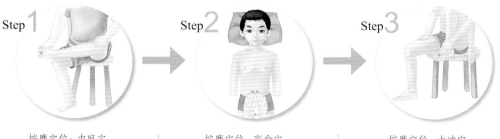

Step 1

按摩穴位：内庭穴
按摩手法：拇指压法
按摩时间：1~3分钟
按摩力度：适度

Step 2

按摩穴位：肓俞穴
按摩手法：中指折压法
按摩时间：1~3分钟
按摩力度：重

Step 3

按摩穴位：太冲穴
按摩手法：二指压法
按摩时间：3~5分钟
按摩力度：轻

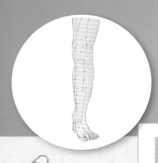

# 14 | 肠道蛔虫病
### 晚上不磨牙，睡得香

## 概述
### 疾病概念与简要论述

蛔虫病是指小肠内有大量蛔虫感染的疾病，是小儿常见的肠道寄生虫病。该病不仅会影响小儿的食欲和肠道功能，甚至会因蛔虫游走而产生的并发症危及生命。

## 发病机制
### 发病原因及其影响因素

蛔虫是寄生在人体内最为常见的虫体之一，成虫一般寄生于小肠，是引起蛔虫病的罪魁祸首。通常来说，蛔虫卵主要通过手和食物感染。当生吃未经洗烫的瓜果，或喜吃生凉拌菜和泡菜，或饮用不干净的河水，或饭前便后不洗手，都有可能感染蛔虫。小儿喜欢吮指和用嘴含东西，也能因此带进蛔虫卵。当少数成熟虫卵进入小肠孵化发育为幼虫后，就会钻入肠黏膜，在肺内脱皮后形成1毫米左右的幼虫，直至到达小肠后发育为成虫。

## 临床症状
### 疾病临床特点与表现

肠道蛔虫病可无任何症状，多在脐周或稍上方有腹痛，痛无定时，但会反复发作，持续时间不定，此时患儿喜欢别人揉按腹部。一些患儿容易发生恶心、呕吐、轻泻或便秘的症状，个别患儿会有偏食或异食癖，如喜吃炉渣、土块等。

另外，由于虫体代谢产物或崩解物被吸收后会引发精神、神经系症状，小儿易出现低热、精神萎靡或兴奋不安、头痛、易怒的现象，睡眠时容易磨牙，易惊，甚至反复呕吐等。

## 日常护理
### 疾病防治实用指南

为了预防蛔虫病，父母应教育孩子养成良好的卫生习惯，保持手的清洁，经常给孩子剪指甲，不让其吮吮指头。在饮食方面，瓜果蔬菜一定要彻底洗干净了再吃，不要让孩子喝生水，以保证孩子的饮食卫生。

## 标准取穴
儿童按摩标准挂图定位取穴

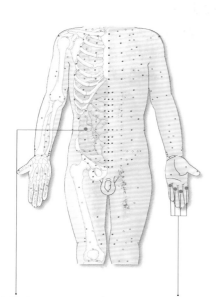

百虫窝穴 在大腿内侧髌底内侧端上的3寸处。

大横穴 在人体的腹中部，距脐中4寸。

四缝穴 在第二至五指掌侧，近端指关节的中央，当横纹中点。

## 按摩流程
对症按摩步骤分步详解

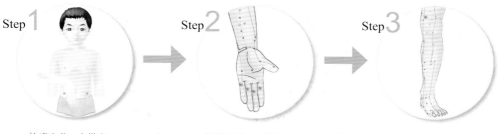

| Step 1 | Step 2 | Step 3 |
|---|---|---|
| 按摩穴位：大横穴<br>按摩手法：中指折叠法<br>按摩时间：1~3分钟<br>按摩力度：适度 | 按摩穴位：四缝穴<br>按摩手法：拇指压法<br>按摩时间：1~3分钟<br>按摩力度：重 | 按摩穴位：百虫窝穴<br>按摩手法：拇指压法<br>按摩时间：3~5分钟<br>按摩力度：适度 |

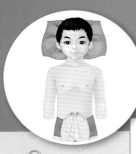

# 15 | 痢疾
保护孩子肠胃不受病毒侵袭

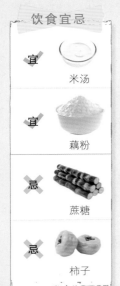
## 概述
疾病概念与简要论述

　　小儿痢疾是一种由痢疾杆菌所引起的肠道传染病，以腹痛、里急后重、排黏液或脓血便为主症。本病一年四季均可发生，但多发生于夏秋两季。

## 发病机制
发病原因及其影响因素

　　小儿痢疾是由痢疾杆菌引起的，其传播途径主要是病人或带菌者的粪便以及带菌的苍蝇污染日常用具、餐具、儿童玩具、饮料等。人群对痢疾杆菌有普遍易感性，特别是儿童感染的机会比成人要多，所以发病率也较高。近些年，随着婴幼儿饮食趋于多样化，或有些辅食增加过早，在喂养或保存食物时，就很容易使婴幼儿感染痢疾的概率升高。

## 临床症状
疾病临床特点与表现

　　小儿痢疾临床以发热、腹痛、腹泻、便中有黏液或脓血为特征，典型患者有里急后重感。其起病急，大便每天可至10次以上，便内有黏液脓血，便后有沉胀、下坠感，在排便前患儿会因腹痛而哭闹不安。同时，患儿会伴有全身乏力、精神萎靡、食欲减退、嗜睡、恶心、呕吐、阵发性腹痛等症状。

　　重症患儿会出现高热、昏迷、抽搐、呼吸不畅等中毒性脑病症状，有些患儿甚至会出现面色苍白、发绀、四肢冰冷、脉搏细弱等休克现象，如不及时就医，可能危及生命。

## 日常护理
疾病防治实用指南

　　预防小儿痢疾，关键是要防止病从口入。父母应教育孩子饭前便后勤洗手，不要贪食冷饮、冷食，不喝生水，不吃生冷类蔬菜瓜果。在炎热的夏季，孩子的饮食更要以清淡为主。

## 标准取穴
儿童按摩标准挂图定位取穴

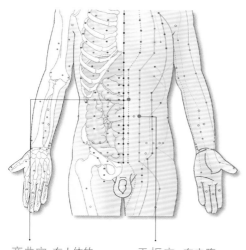

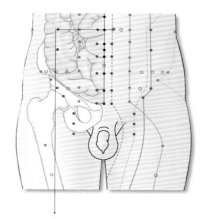

商曲穴 在人体的
上腹部，当脐中上
2寸，前正中线旁
开0.5寸。

天枢穴 在中腹
部，肚脐左右两
侧三指宽处。

肓俞穴 在人体腹中部，当
脐中旁开0.5寸处。

## 按摩流程
对症按摩步骤分步详解

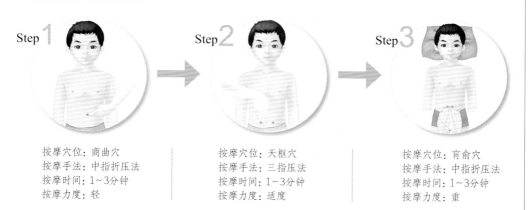

Step 1

按摩穴位：商曲穴
按摩手法：中指折压法
按摩时间：1~3分钟
按摩力度：轻

Step 2

按摩穴位：天枢穴
按摩手法：三指压法
按摩时间：1~3分钟
按摩力度：适度

Step 3

按摩穴位：肓俞穴
按摩手法：中指折压法
按摩时间：1~3分钟
按摩力度：重

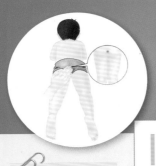

# 16 | 脱肛
控制好宝宝排便的关卡

## 小偏方

1.大米、小米各60克，加水煮至半熟，并加豆浆500毫升，搅拌煮熟即可食用。

2.黄芪15克，当归10克，党参15克，白术、升麻、柴胡、炙甘草、樗根白皮、陈皮、罂粟壳各10克。用水煎服，每日1剂，1日3次温服。

## 饮食宜忌

宜 莲子

宜 鸡蛋

宜 瘦肉

忌 辣椒

忌

## 概述
### 疾病概念与简要论述

小儿脱肛是指小儿肛管直肠甚至部分结肠移位下降从外脱出的一种病症，多见于3岁以下的儿童，但1岁以内的婴儿很少患此病证。

## 发病机制
### 发病原因及其影响因素

由于儿童骶弯度未成形，盆腔组织结构发育未完善，特别是婴幼儿的直肠与肛管上下处在一条直线上，支持直肠的组织又较松弛，肌肉尤为薄弱，所以当小儿腹腔内压增加时，直肠会因缺少骨和周围组织的有效支持，以至于向下滑动而引起脱肛。如孩子在2岁前后开始坐便盆排便，就会加大会阴底部所受的腹压，大便也硬一些，一旦发生便秘孩子会使劲屏气，进而容易引起脱肛。

## 临床症状
### 疾病临床特点与表现

①脱出。初期排便时直肠黏膜脱出，便后可自行复位，如果缺乏治疗，久之会导致直肠全层或部分乙状结肠突出，甚至在咳嗽、负重、行路、下蹲时也会脱出，且不易复位；②出血。一般无出血症状，但大便干燥时，擦伤黏膜会出现滴血症状，但出血量较少；③湿润。部分患者常有黏液自肛内溢出的现象，多因肛门括约肌松弛、收缩无力所致，肛内常会产生湿润感；④坠胀。黏膜由于下脱而导致直肠或结肠套叠，并压迫肛门部，就会产生坠胀感；⑤嵌顿。大便时，肛门直肠脱出却未能及时复位，久之会阻碍局部静脉回流，产生炎症肿胀，并引发嵌顿。

## 日常护理
### 疾病防治实用指南

为了预防小儿脱肛，家长应辅助孩子养成每日定时排便的好习惯，切忌坐便盆时间过长。患有便秘的孩子，家长应多喂食富含纤维素的食物，平时应让孩子多喝水。

## 标准取穴
儿童按摩标准挂图定位取穴

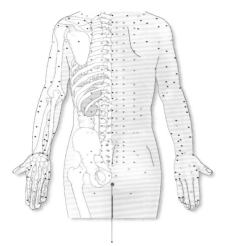

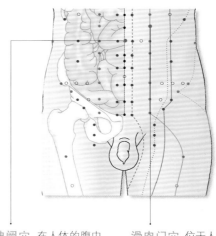

长强穴 在人体的尾骨端下，当尾骨端与肛门连线的中点处。

神阙穴 在人体的腹中部，肚脐中央。

滑肉门穴 位于人体上腹部，在肚脐上方1寸处，距前正中线2寸。

## 按摩流程
对症按摩步骤分步详解

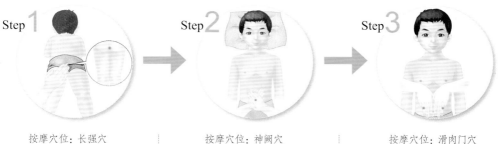

| Step 1 | Step 2 | Step 3 |
| --- | --- | --- |
| 按摩穴位：长强穴 | 按摩穴位：神阙穴 | 按摩穴位：滑肉门穴 |
| 按摩手法：二指压法 | 按摩手法：全手压法 | 按摩手法：三指压法 |
| 按摩时间：1~3分钟 | 按摩时间：1~3分钟 | 按摩时间：1~3分钟 |
| 按摩力度：轻 | 按摩力度：轻 | 按摩力度：重 |

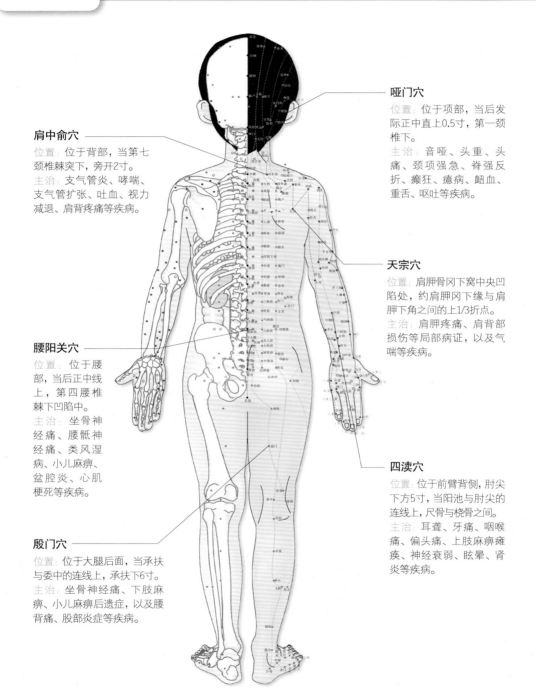

**哑门穴**

位置：位于项部，当后发际正中直上0.5寸，第一颈椎下。

主治：音哑、头重、头痛、颈项强急、脊强反折、癫狂、癔病、衄血、重舌、呕吐等疾病。

**肩中俞穴**

位置：位于背部，当第七颈椎棘突下，旁开2寸。

主治：支气管炎、哮喘、支气管扩张、吐血、视力减退、肩背疼痛等疾病。

**天宗穴**

位置：肩胛骨冈下窝中央凹陷处，约肩胛冈下缘与肩胛下角之间的上1/3折点。

主治：肩胛疼痛、肩背部损伤等局部病证，以及气喘等疾病。

**腰阳关穴**

位置：位于腰部，当后正中线上，第四腰椎棘下凹陷中。

主治：坐骨神经痛、腰骶神经痛、类风湿病、小儿麻痹、盆腔炎、心肌梗死等疾病。

**四渎穴**

位置：位于前臂背侧，肘尖下方5寸，当阳池与肘尖的连线上，尺骨与桡骨之间。

主治：耳聋、牙痛、咽喉痛、偏头痛、上肢麻痹瘫痪、神经衰弱、眩晕、肾炎等疾病。

**殷门穴**

位置：位于大腿后面，当承扶与委中的连线上，承扶下6寸。

主治：坐骨神经痛、下肢麻痹、小儿麻痹后遗症，以及腰背痛、股部炎症等疾病。

# Chapter 9
# 儿童神经系统疾病的按摩治疗法

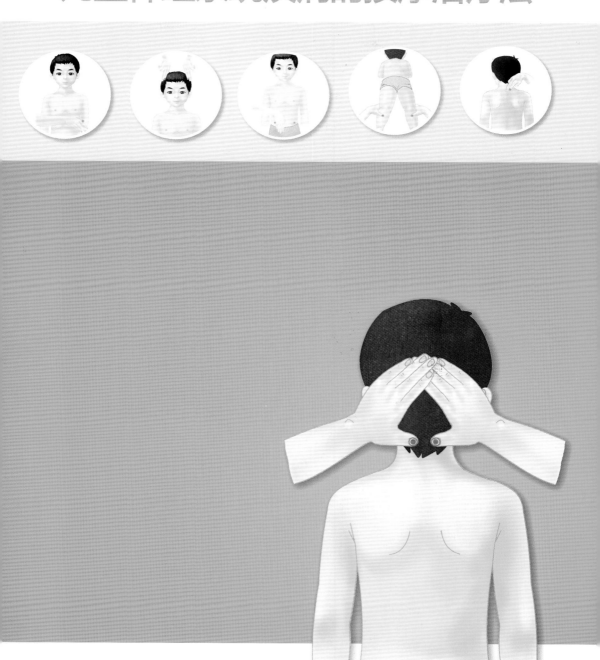

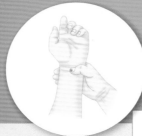

# 01 | 失眠
让孩子一觉睡天明

## 饮食宜忌

| 宜 |  |
|---|---|
| | 百合 |

| 宜 |  |
|---|---|
| | 牛奶 |

| 忌 |  |
|---|---|
| | 辣椒 |

| 忌 |  |
|---|---|
| | 大蒜 |

## 概述
疾病概念与简要论述

　　小儿失眠是指小儿无法入睡或无法保持睡眠状态，导致睡眠不足的病症。特别在青少年中，失眠是较为常见的一种睡眠障碍。

## 发病机制
发病原因及其影响因素

　　（1）饮食不当。孩子如果在睡觉前吃得过饱或者身体处于饥饿状态，晚上都可能睡不着。而在睡前饮茶、吃巧克力、喝咖啡、喝可乐，都会使中枢神经过于兴奋而导致失眠。

　　（2）不良的入睡方式。如果家长使用不正确的抚睡方式，很可能导致孩子入睡困难。

　　（3）环境因素。孩子睡眠时的环境过于喧闹，室内过热过冷、灯光太亮、床铺不舒适、房间太过拥挤等均会引发睡眠障碍。

　　（4）睡眠节律紊乱。孩子上学后，如果夜晚学习的时间过长，会打乱原有的时间规律而导致失眠。

## 临床症状
疾病临床特点与表现

　　小儿失眠最突出的症状就是孩子夜晚睡不着觉，但也可同时伴有其他现象。如孩子在入睡后半小时到两小时之间，突然坐起尖叫、哭喊、瞪眼或双目紧闭，表情惊恐不安，当家长对孩子进行安抚时，孩子不会产生任何反应，几秒后又迅速入睡。另外，小儿失眠也有梦游、梦魇的表现。

## 日常护理
疾病防治实用指南

　　要想孩子睡得好，家长应合理安排孩子的活动时间，如午睡的时间不宜过长，一般两个小时左右已足够；晚饭后可适当进行一些轻松宁静的活动，但不可让孩子玩得太过兴奋。晚饭及临睡前也不要让孩子吃得太饱。

## 标准取穴
儿童按摩标准挂图定位取穴

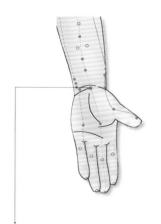

百会穴 位于人体头部，在头顶正中线与两耳尖端连线的交点处。

强间穴 在头部，当后发际正中直上4寸，即脑户穴上1.5寸处。

大陵穴 在人体的腕掌横纹的中点处，当掌长肌腱与桡侧腕屈肌腱之间。

## 按摩流程
对症按摩步骤分步详解

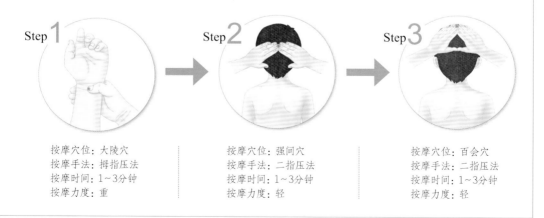

| Step 1 | Step 2 | Step 3 |
|---|---|---|
| 按摩穴位：大陵穴 | 按摩穴位：强间穴 | 按摩穴位：百会穴 |
| 按摩手法：拇指压法 | 按摩手法：二指压法 | 按摩手法：二指压法 |
| 按摩时间：1~3分钟 | 按摩时间：1~3分钟 | 按摩时间：1~3分钟 |
| 按摩力度：重 | 按摩力度：轻 | 按摩力度：轻 |

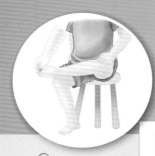

# 02 多梦
安享宁静夜晚，远离噩梦侵扰

 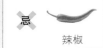
## 概述
### 疾病概念与简要论述

多梦，是指人在睡眠过程中，感觉乱梦纷纭并伴有头晕疲倦的一种状态，其最明显的症状就是梦境纷纭、睡卧不宁。长此以往，睡眠质量持续低下，以至于白天精神不振，甚至会影响身体健康。

## 发病机制
### 发病原因及其影响因素

造成多梦的原因很多，如精神紧张、兴奋、抑郁、恐惧等精神因素和学习压力过重、环境改变、噪声、光和空气污染等社会环境因素，饥饿、疲劳、晚餐过饱或纠缠于白天不愉快的事情、身体不适等也会导致多梦的症状，以至于造成睡眠不安。对于小儿而言，其大脑神经的发育还不健全，如晚上吃得太饱，或看到一些恐怖的电影等，或在学习中有太多压力都会导致多梦。另外，轻微缺钙或者缺钙的早期，也会表现出精神神经方面的症状，如不易入睡、夜惊、多梦、早醒等。

## 临床症状
### 疾病临床特点与表现

多梦最明显的症状就是梦境纷纭、睡卧不宁，一些孩子做梦时会出现惊叫、夜游的现象。而一些频繁做噩梦的孩子或许在胃肠方面患有疾病，家长应多加注意。

## 日常护理
### 疾病防治实用指南

为了防治小儿多梦，家长应注意孩子睡眠前的个人卫生，如培养孩子作息规律，睡前不要给孩子讲恐怖故事。饮食上则不要让孩子晚餐吃得过饱，白天不要让孩子过度疲劳紧张等，这些都有助于孩子正常睡眠。同时，对于多梦的孩子，家长应多关心其心理健康，以便从源头上解决问题。

## 标准取穴
儿童按摩标准挂图定位取穴

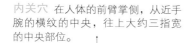

**内关穴** 在人体的前臂掌侧，从近手腕的横纹的中央，往上大约三指宽的中央部位。

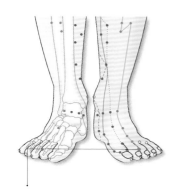

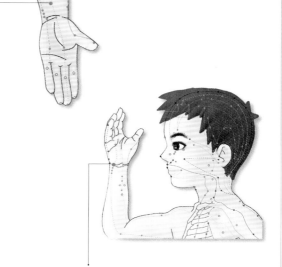

**厉兑穴** 厉兑穴在食指外侧，位于指甲生长处的边角向中指靠近2毫米的地方；第二厉兑穴在第二足趾甲根、边缘中央下方的2毫米处；第三厉兑穴在脚（右脚）的第三根趾头的第一关节和第二关节之间。

**神门穴** 在手腕关节的手掌一侧，尺侧腕屈肌的桡侧凹陷处。

## 按摩流程
对症按摩步骤分步详解

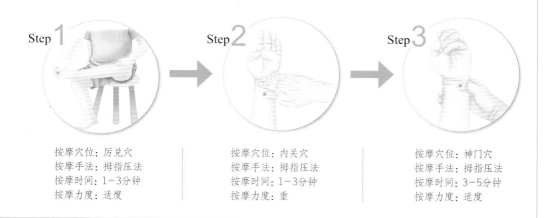

Step 1

按摩穴位：厉兑穴
按摩手法：拇指压法
按摩时间：1～3分钟
按摩力度：适度

Step 2

按摩穴位：内关穴
按摩手法：拇指压法
按摩时间：1～3分钟
按摩力度：重

Step 3

按摩穴位：神门穴
按摩手法：拇指压法
按摩时间：3～5分钟
按摩力度：适度

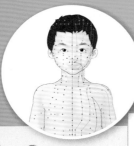

# 03 嗜睡
## 科学睡眠、正常作息

**饮食宜忌**

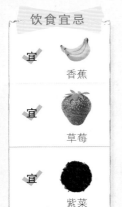

宜　香蕉

宜　草莓

宜　紫菜

宜　海带

## 概述
### 疾病概念与简要论述

小儿嗜睡是指超出正常生理睡眠时间的入睡状态，由于其诱发因素很多，所以小儿嗜睡可能是某些疾病引起的症状之一，也可能是昏迷的信号，所以当小儿出现嗜睡的症状时，父母应多加注意。

## 发病机制
### 发病原因及其影响因素

小儿嗜睡的病因很多，常见的有以下几个方面。

（1）发热。小儿发热时通常会表现出嗜睡，也有的孩子会表现出睡眠不宁。

（2）低血糖症。早期低血糖的症状之一为嗜睡。

（3）脑炎、脑膜炎。在病毒性脑炎流行的春秋季或乙型脑炎流行的夏季，小儿如高热，并出现嗜睡、呕吐的症状，就有可能患有脑炎、脑膜炎。

（4）药物副作用。某些含有镇静作用的治疗药物，小儿服用后会出现嗜睡，在停药后嗜睡症状即可消失。

（5）中毒。误服药物或吸入某种有毒气体等，早期会出现嗜睡的情况。

## 临床症状
### 疾病临床特点与表现

小儿嗜睡多表现为睡眠时间过长，超出了正常生理睡眠时间。当孩子睡着时，经过刺激后可被唤醒，醒后神志清醒，但过片刻后又进入梦乡。

## 日常护理
### 疾病防治实用指南

对于出现嗜睡症状的孩子，家长首先要检查孩子有无发热。若有发热，应及时就医进行治疗。如果并无发热迹象，则首先要回顾孩子的进食情况，考虑是否有低血糖症的可能；同时要检查家中药品的存放及使用情况，以查明是否有中毒的可能性。

## 标准取穴
儿童按摩标准挂图定位取穴

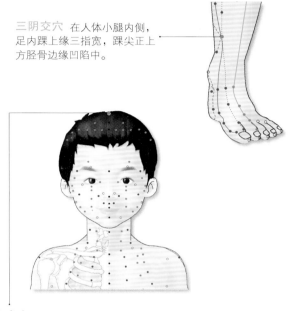

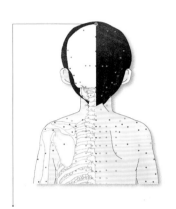

三阴交穴 在人体小腿内侧，足内踝上缘三指宽，踝尖正上方胫骨边缘凹陷中。

囟会穴 头部当前发际正中直上2寸处。

百会穴 位于人体头部，在头顶正中线与两耳尖端连线的交点处。

## 按摩流程
对症按摩步骤分步详解

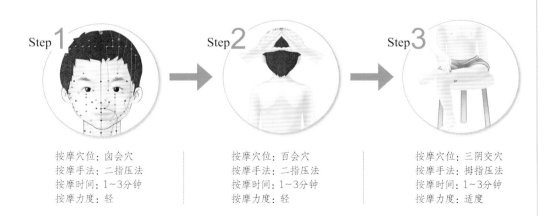

Step 1

按摩穴位：囟会穴
按摩手法：二指压法
按摩时间：1~3分钟
按摩力度：轻

Step 2

按摩穴位：百会穴
按摩手法：二指压法
按摩时间：1~3分钟
按摩力度：轻

Step 3

按摩穴位：三阴交穴
按摩手法：拇指压法
按摩时间：1~3分钟
按摩力度：适度

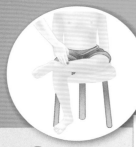

# 04 | 小儿夜啼
不做"夜啼郎"

## 小偏方

1.将扁豆炒好后磨成粉，每次煮4克扁豆粉，加入红枣茶，每天喝3~4次即可。

2.黄连3克，乳汁100毫升，食糖15克。将黄连水煎取汁30毫升，兑入乳汁中，调入食糖。适用于小儿心经有热，夜啼不安。

3.将干姜5克、大米30克共煮成粥，分数次吃完。可治小儿脾寒夜啼。

## 饮食宜忌

 宜
红枣

宜
牛奶

忌
辣椒

忌
洋葱

## 概述
疾病概念与简要论述

　　小儿夜啼是指小儿在晚上睡眠时，出现间歇哭闹或抽泣的症状，为婴儿时期常见的一种睡眠障碍，这些孩子也被形象地称为"夜啼郎"。小儿经常夜啼，不仅会使其睡眠不足，还会影响其生长发育。

## 发病机制
发病原因及其影响因素

　　小儿夜啼一般不会是无缘无故的，其影响因素大致为以下几个方面：①生理性哭闹。当孩子尿布湿了，衣服包被过多或过紧时，都会使孩子感觉不舒服而哭闹；②环境不适应。孩子睡眠的地方太吵杂、太闷热，或者孩子对周边环境不适应，都会引发其哭闹；③饥饿或上火。由于孩子的脾胃娇嫩，胃肠道功能尚未完善，所以容易出现积食和积热，让孩子感到不舒服；④疾病影响。如感冒、咽喉炎、细支气管炎、肺炎、蛲虫病等都会造成孩子睡不安稳；⑤睡眠时间安排不当或睡前过于兴奋。

## 临床症状
疾病临床特点与表现

　　孩子白天能安静入睡，入夜则啼哭不安，时哭时止，有的孩子则是每夜定时啼哭，有的孩子甚至会通宵达旦地啼哭。一般生理性哭闹的婴儿夜啼时哭声洪亮，哭闹时面色、精神正常，消除不良因素后哭闹就会停止。病理性哭闹的婴儿哭声不同寻常，声音嘶哑，常出现突发性剧哭，伴有发热、呕吐、腹泻等症状。

## 日常护理
疾病防治实用指南

　　为了预防小儿夜啼，父母首先要给孩子创造一个良好的睡眠环境，并让孩子养成早睡早起的良好作息习惯，最好按时睡觉。

## 标准取穴
儿童按摩标准挂图定位取穴

**厉兑穴** 厉兑穴在食指外侧，位于指甲生长处的边角向中指靠近2毫米的地方；第二厉兑穴在第二足趾甲根、边缘中央下方的2毫米处；第三厉兑穴在脚（右脚）的第三根趾头的第一关节和第二关节之间。

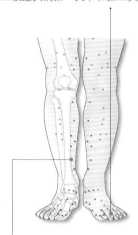

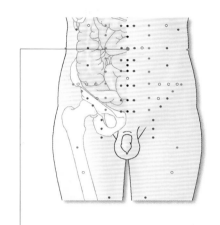

**神阙穴** 在人体的腹中部，肚脐中央。

**三阴交穴** 在人体小腿内侧，足内踝上缘三指宽，踝尖正上方胫骨边缘凹陷中。

## 按摩流程
对症按摩步骤分步详解

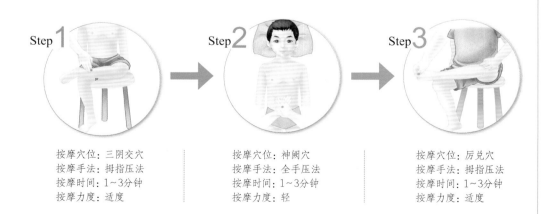

Step 1

按摩穴位：三阴交穴
按摩手法：拇指压法
按摩时间：1~3分钟
按摩力度：适度

Step 2

按摩穴位：神阙穴
按摩手法：全手压法
按摩时间：1~3分钟
按摩力度：轻

Step 3

按摩穴位：厉兑穴
按摩手法：拇指压法
按摩时间：1~3分钟
按摩力度：适度

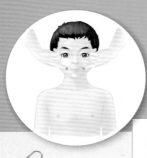

# 05 | 小儿流涎
不让流口水成为小尴尬

## 小偏方

1.米仁100克,生山楂20克,水650毫升。文火煮1小时,浓缩汤汁。一日分3次服食,空腹服食,连服7日。

2.益智仁30~50克,白茯苓30~50克,大米30~50克。先把益智仁同白茯苓烘干后,一并放入碾槽内研为细末。将大米淘净后煮成稀薄粥,待粥将熟时,调入混合药粉3~5克,稍煮即可;也可用米汤调混合药粉3~5克稍煮,趁热服食。每日早晚两次,连用5~7天。

## 饮食宜忌

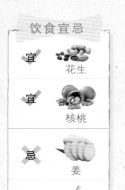

| 宜 | 花生 |
| 宜 | 核桃 |
| 忌 | 姜 |
| 忌 | 大蒜 |

## 概述
疾病概念与简要论述

小儿流涎是指口中唾液不自觉从口内流溢出来的一种病症,多发生于1岁左右的婴儿当中,常为断奶前后,是一种表现特征为流口水较多的病症。一般来说,如果到了2岁以后孩子还在流口水,就可能是异常现象了。

## 发病机制
发病原因及其影响因素

流涎的原因很多,常见的有生理性和病理性两大类。其中生理性流涎是由于婴幼儿口腔容积小,口腔浅,特别在孩子出生5个月以后,唾液分泌增加,到6个月时,孩子开始出牙,对牙龈三叉神经的机械性刺激使唾液分泌增多,但此时孩子不会控制口腔的唾液,以致流涎稍多。

病理性流涎是因神经系统疾病而导致唾液分泌过多,或吞咽障碍等。

## 临床症状
疾病临床特点与表现

小儿流涎最主要的症状是流口水,特别在1岁左右发生率最高,其持续时间最长可达半年以上。因交感、吞咽神经等中枢神经受损而引发流涎的患儿,可伴有智力低下、目光呆滞、反应迟钝、哭闹无常、舌头伸出口外等症状。

## 日常护理
疾病防治实用指南

孩子口水流得较多时,家长应注意护理好孩子口腔周围的皮肤,如每天至少用清水清洗两遍,不要用较粗糙的手帕或毛巾擦拭,可以给孩子挂个全棉的小围嘴,并用非常柔软的手帕或餐巾纸一点点蘸去孩子流在嘴巴外面的口水,让口周保持干燥。

## 标准取穴
儿童按摩标准挂图定位取穴

承浆穴 在面部当颏唇沟的正中凹陷处。

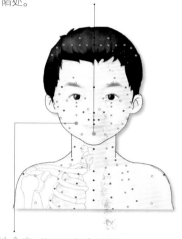

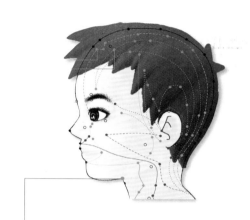

地仓穴 位于口角外侧瞳孔直下。

上廉泉穴 在颈上部正中，下颌下缘与舌骨体之间凹陷处。

## 按摩流程
对症按摩步骤分步详解

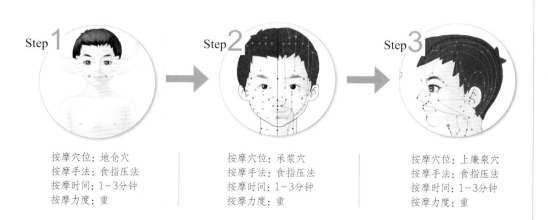

Step 1

按摩穴位：地仓穴
按摩手法：食指压法
按摩时间：1~3分钟
按摩力度：重

Step 2

按摩穴位：承浆穴
按摩手法：食指压法
按摩时间：1~3分钟
按摩力度：重

Step 3

按摩穴位：上廉泉穴
按摩手法：食指压法
按摩时间：1~3分钟
按摩力度：重

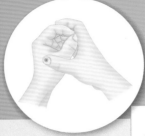

# 06 | 小儿自汗
### 静身静心，让孩子不再大汗淋漓

## 小偏方

1.气阴两虚型的小儿多汗，可取黑豆30克、桂圆肉10克、红枣30克煮汤食用，一日分两次食完，15天为一疗程。

2.营卫不和型的小儿多汗，可取黄芪15克、红枣20颗，加水煮汤食，每日1剂，分2~3次饮食。连服15日为一疗程。

3.浮小麦、麻黄根各9克，凤凰衣9克，水煎服，适用于各种汗证。

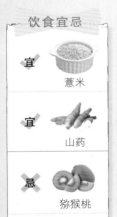

## 饮食宜忌

| | |
|---|---|
| 宜 | 薏米 |
| 宜 | 山药 |
| 忌 | 猕猴桃 |
| 忌 | 西瓜 |

## 概述
### 疾病概念与简要论述

　　小儿自汗是指小儿在安静状态下，以全身或局部汗腺分泌过多为主的一种儿科常见病，体质较弱的婴幼儿和学龄前儿童更容易出汗过多。由于长时间大量出汗，可消耗小儿体内的营养物质，造成水、电解质丢失，以至于免疫力下降，进而引发其他疾病，所以一定要引起重视。

## 发病机制
### 发病原因及其影响因素

　　小儿自汗可分为生理性和病理性两种。其中绝大多数婴幼儿为生理性自汗，由于小儿处在生长发育过程中，其新陈代谢较成人旺盛，活动量也大，容易产生相对较多的热量。而且婴幼儿皮肤含水量较大，皮肤表层微血管分布较多，所以通过皮肤蒸发的水分也相对较多。当孩子穿衣过多、盖被过厚、室温过高时都会导致汗多。由于某些疾病引起的出汗过多则为病理性自汗，如佝偻病、结核病、风湿热都是导致小儿汗多的常见疾病，而一些神经系统疾病以及甲状腺功能亢进也会导致大量出汗。

## 临床症状
### 疾病临床特点与表现

　　孩子入睡后半个小时到一个小时之内，额头出汗，胸背部也可出汗，一般在睡后2~3小时之后慢慢停止；有的孩子出汗仅限于头部、额部，也就是俗称的"蒸笼头"，都属于生理性出汗。有的孩子安静时或晚上一入睡后就出很多汗，汗多至弄湿枕头、衣服，多为病理性出汗。

## 日常护理
### 疾病防治实用指南

　　父母如果发现孩子出汗过多，应该首先寻找汗多的原因，如果属于生理性的则不必过分担忧。当孩子出汗时，需要及时给孩子补充水分，最好是喂淡盐水，并及时给出汗的孩子擦干身体，更换内衣、内裤。

## 标准取穴
儿童按摩标准挂图定位取穴

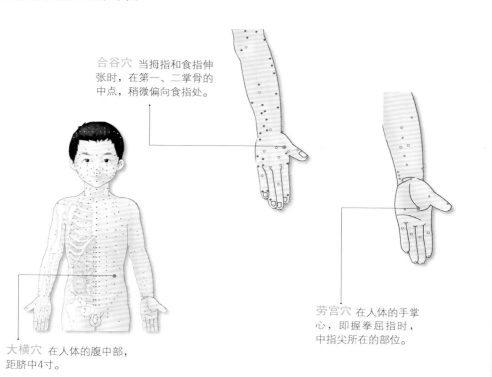

合谷穴 当拇指和食指伸张时，在第一、二掌骨的中点，稍微偏向食指处。

劳宫穴 在人体的手掌心，即握拳屈指时，中指尖所在的部位。

大横穴 在人体的腹中部，距脐中4寸。

## 按摩流程
对症按摩步骤分步详解

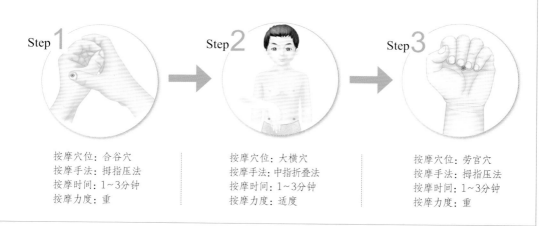

Step 1

按摩穴位：合谷穴
按摩手法：拇指压法
按摩时间：1~3分钟
按摩力度：重

Step 2

按摩穴位：大横穴
按摩手法：中指折叠法
按摩时间：1~3分钟
按摩力度：适度

Step 3

按摩穴位：劳宫穴
按摩手法：拇指压法
按摩时间：1~3分钟
按摩力度：重

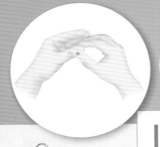

# 07 小儿盗汗
### 舒心睡眠、自然出汗

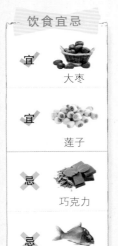
## 概述
### 疾病概念与简要论述

小儿盗汗是以入睡后汗出异常、醒后汗泄即止为特征的一种病症。所谓"盗"，有偷盗的意思。在中医学中，为了体现本病的特征，就用盗贼每天在夜里鬼祟活动，来形容人们一入睡后汗液就像盗贼一样偷偷地排泄出来，故有"盗汗"之名。

## 发病机制
### 发病原因及其影响因素

与小儿自汗相似，小儿盗汗也可分为生理性和病理性两种。由于小儿皮肤内水分较多，皮肤表层毛细血管丰富，新陈代谢也较成人旺盛，在活动时就容易出汗。小儿在入睡前活动过多，身体就会发热，或睡前进食造成胃肠蠕动增强，胃液分泌增多，汗腺分泌也会随之增加，以至于在入睡后汗出异常。而一些疾病，如佝偻病就会导致小儿上半夜大量出汗，这往往是因血钙偏低而导致交感神经兴奋，所以大量出汗。此外，结核病等也会造成小儿盗汗。

## 临床症状
### 疾病临床特点与表现

小儿盗汗以入睡后大量出汗为主要特征。在中医学中，认为脾虚易感的小儿会出现自汗、盗汗、夜啼、厌食、倦怠乏力、手足不温、头发稀疏缺少光泽、面色苍白或萎黄、大便不调或手心热、经常感冒的症状。

而患有佝偻病的患儿多在上半夜出汗。结核病患儿多为整夜出汗，伴有面色潮红、低热消瘦、食欲不振、情绪改变等症状。

## 日常护理
### 疾病防治实用指南

如小儿出现盗汗的症状，家长应加强护理工作。小儿出汗后，家长要及时用干毛巾擦干小儿身上的汗水，尽快为小儿更换衣服，并及时为小儿补充水分和盐分，如喂饮淡盐水等。

## 标准取穴
儿童按摩标准挂图定位取穴

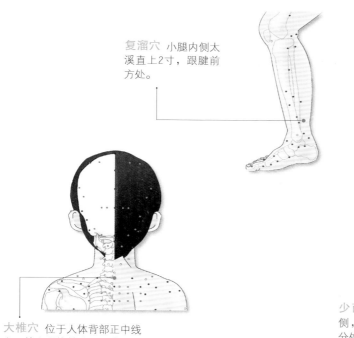
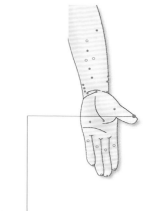

**复溜穴** 小腿内侧太溪直上2寸，跟腱前方处。

**大椎穴** 位于人体背部正中线上，第七颈椎棘突下凹陷中。

**少商穴** 在拇指的桡侧，距离指甲角约1分处。

## 按摩流程
对症按摩步骤分步详解

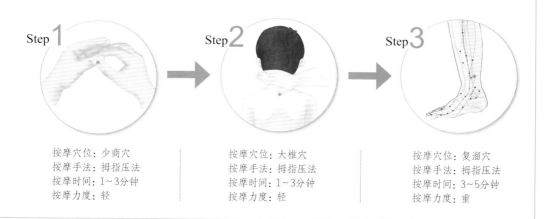

Step 1

按摩穴位：少商穴
按摩手法：拇指压法
按摩时间：1~3分钟
按摩力度：轻

Step 2

按摩穴位：大椎穴
按摩手法：拇指压法
按摩时间：1~3分钟
按摩力度：轻

Step 3

按摩穴位：复溜穴
按摩手法：拇指压法
按摩时间：3~5分钟
按摩力度：重

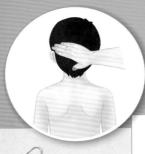

# 08 脑震荡
保护脑功能正常运作

## 饮食宜忌

 宜
葡萄

宜
枸杞

 忌
咖啡

 忌
绿豆

 忌
冬瓜

## 概述
疾病概念与简要论述

脑震荡是指外伤后立即发生的短暂性可逆的、不伴有脑组织结构可察觉损伤的脑功能丧失，是主要表现为短暂性意识丧失的疾病。多数脑震荡无须特殊治疗，在休息两周内可恢复正常，预后良好。

## 发病机制
发病原因及其影响因素

小儿脑震荡多因坠落撞击等外伤引起。由于儿童颅脑结构并未发育成熟，特别是婴幼儿颅骨薄而弹性好，骨缝也没有闭合，在外力作用下易变形，因此可以缓冲撞击的能量，并减轻加速性损伤。而小儿的蛛网膜下腔也相对比成人小，脑组织可以活动的幅度小，因此颅脑外伤导致的脑表面挫伤也较少。但小儿血脑屏障发育不完善，组织通透性高，当头部受到外伤后，脑组织会出现明显的水肿、肿胀，这样往往会加重继发性脑损伤。

## 临床症状
疾病临床特点与表现

婴幼儿脑震荡的临床表现为：婴幼儿在外伤后短暂发愣，并未出现明显的意识障碍，继而开始对外界刺激无反应，但随后就可恢复肢体运动；脑震荡可能发生弥漫性脑肿胀，但一般不会造成病理结构的改变；婴幼儿外伤后常患有小儿脑震荡综合征，即出现神经功能恶化、迟发性呕吐和嗜睡的症状。年龄稍大的儿童的临床表现通常类似于成人，具体为：短暂的意识丧失、心率减慢、血压下降、面色苍白、出冷汗、呼吸暂停继而浅弱等一系列反应。

## 日常护理
疾病防治实用指南

小儿脑震荡后，父母应让孩子卧床休息，帮助其恢复记忆。同时，应保持环境的安宁，以便于孩子平静心情，更好地配合治疗。

## 标准取穴
儿童按摩标准挂图定位取穴

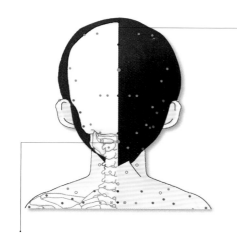

强间穴 在头部后发际正中直上4寸处。

哑门穴 在项部后发际正中直上0.5寸,第一颈椎下。

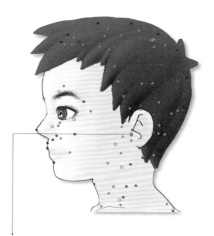

听宫穴 在面部耳屏前,下颌骨髁状突起的后方,张口时呈凹陷处。

## 按摩流程
对症按摩步骤分步详解

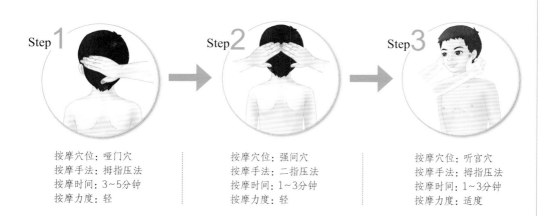

Step 1
按摩穴位:哑门穴
按摩手法:拇指压法
按摩时间:3~5分钟
按摩力度:轻

Step 2
按摩穴位:强间穴
按摩手法:二指压法
按摩时间:1~3分钟
按摩力度:轻

Step 3
按摩穴位:听宫穴
按摩手法:拇指压法
按摩时间:1~3分钟
按摩力度:适度

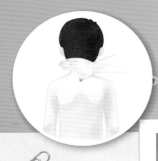

# 09 | 脑炎后遗症
消除顽疾，还孩子聪明大脑

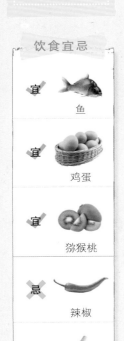

**小偏方**

1.取黄瓜藤30克，鲜芦根50克，冰?克。将黄瓜藤、鲜芦根加水煮20分钟，加糖饮用。

2.取苋菜50克，荸荠200克，冰糖15克，粳米50克。将苋菜洗净切碎，荸荠去皮切片，加冰糖、粳米、水煮粥食用。

**饮食宜忌**

宜 鱼

宜 鸡蛋

宜 猕猴桃

忌 辣椒

忌 大蒜

## 概述
疾病概念与简要论述

　　脑炎后遗症是脑炎经治疗后，还残留有神经、精神症状的疾病。患者通常都会出现不同程度的头痛、呕吐症状，并常伴有精神、面色不好，困倦多睡。

## 发病机制
发病原因及其影响因素

　　①遗传因素。遗传因素使某些儿童具有惊厥易感性，当受到环境因素的促发就会导致脑炎后遗症发作；②产前损伤。新生儿产伤是脑炎后遗症发病的重要原因之一，由于胎儿的大脑发育对产前损伤十分敏感，所以孕妇如受到感染，或饮食不当、吸烟、滥用药物、饮酒，都会导致胎儿受到不良影响；③颅脑损伤。颅脑损伤可能会引发脑炎后遗症，如果伤势严重，可能在短期内就会发作；④疾病因素。引起脑损害的疾病往往也是脑炎后遗症的原因。

## 临床症状
疾病临床特点与表现

　　脑炎种类不同，其后遗症也有所不同。如病毒性脑炎后遗症的主要症状是癫痫，表现为动作、感觉、意识、植物神经、精神等障碍，伴有意识丧失、突然跌倒、四肢抽搐、口吐白沫或口中怪叫等症状。流行性乙型脑炎是由带病毒的蚊子传播而引发的，最易引起高热、抽风、昏迷等症状，其发病急骤，进展迅速，致残率及病死率均较高。

## 日常护理
疾病防治实用指南

　　小儿如患有脑炎后遗症，可以多吃一些有助于补脑健智的食品，如一些含有胆碱、卵磷脂、碱性和富含维生素、镁的食物。

## 标准取穴
儿童按摩标准挂图定位取穴

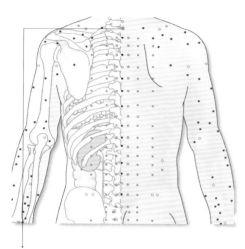

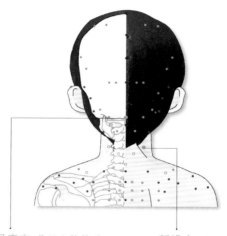

大椎穴 位于人体背部正中线上，第七颈椎棘突下凹陷中。

风府穴 位于人体的后颈部，当后发际正中直上1寸，枕外隆凸直下，两侧斜方肌之间凹陷处。

新设穴 在人体项部，风池穴直下，后发际下1寸，平第四颈椎横突端。

## 按摩流程
对症按摩步骤分步详解

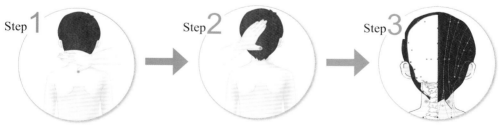

Step 1
按摩穴位：大椎穴
按摩手法：拇指压法
按摩时间：1~3分钟
按摩力度：轻

Step 2
按摩穴位：风府穴
按摩手法：拇指压法
按摩时间：1~3分钟
按摩力度：重

Step 3
按摩穴位：新设穴
按摩手法：拇指压法
按摩时间：1~3分钟
按摩力度：轻

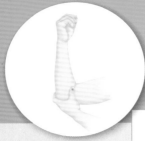

# 10 | 神经衰弱
为孩子创造和谐的环境

## 小偏方

1.枸杞30克，大枣10枚，鸡蛋2个。将上述食材放入砂锅内加适量水同煮，蛋熟后去壳再共煮片刻，吃蛋喝汤，每日1次，连服数天。适用于肝肾阴虚所致的神经衰弱。

2.瘦猪肉250克，莲子、百合各30克。将上述食材放入砂锅内加水煮汤，调味服食，每日1次，连服数日。适用于心脾亏虚所致的神经衰弱。

## 饮食宜忌

**宜** 核桃

**宜** 花生

**忌** 肉桂

**忌** 辣椒

## 概述
疾病概念与简要论述

所谓神经衰弱，是指大脑因长期的情绪紧张和精神压力，导致减弱精神活动能力的疾病。在一般人看来，孩子不会出现这种症状，但事实上，孩子也会患上神经衰弱，因此需要引起家长的重视。

## 发病机制
发病原因及其影响因素

小儿神经衰弱多由神经系统受损所致。小儿神经系统发育不完全，如受到刺激，就会影响脑神经发育。小儿入学后，如受到学业等压力，就可能加重其精神负担，长久无法纾解，就会形成神经衰弱。孩子看恐怖片，也会对大脑产生刺激，一旦经常受到刺激，也会引发神经衰弱，甚至有可能因为童年受到的某些刺激，在成年后出现恐惧、焦虑、强迫性思维等一系列神经症状。

## 临床症状
疾病临床特点与表现

小儿神经衰弱的主要表现为：头痛、头晕、精神萎靡不振、精神不集中、记忆不好、上课不专心；当晚上睡觉时，患儿则出现入睡迟，夜间睡眠不深、梦多、易惊醒的症状；患儿平时一旦遇事不顺心，情绪就发生波动，脾气暴躁。有些患儿还会出现害怕突如其来的响声、眼花等情况，或前额部、胸口发热，但体温正常等。患儿如遇到新的精神因素或休息不足，症状可重现或加剧。如处理不当，神经衰弱可迁延达数年甚或数十年。

## 日常护理
疾病防治实用指南

为预防小儿神经衰弱，父母应培养孩子养成乐观、开朗的性格，加强孩子各方面的锻炼，让孩子拥有广泛的兴趣，同时也要给孩子减负，避免给孩子过强、过久的不良刺激。

## 标准取穴
儿童按摩标准挂图定位取穴

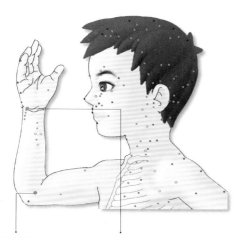

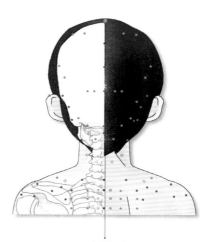

**少海穴** 位于人体肘横纹内侧端与肱骨内上髁连线的中点的凹陷处。

**神门穴** 该处穴位在手腕关节的手掌一侧，尺侧腕屈肌腱的桡侧凹陷处。

**百会穴** 位于人体头部，在头顶正中线与两耳尖端连线的交点处。

## 按摩流程
对症按摩步骤分步详解

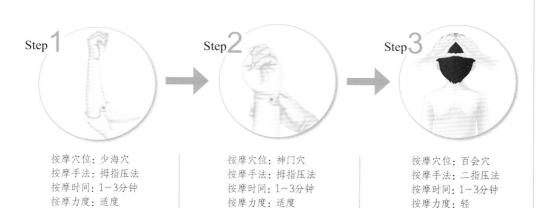

Step 1

Step 2

Step 3

按摩穴位：少海穴
按摩手法：拇指压法
按摩时间：1~3分钟
按摩力度：适度

按摩穴位：神门穴
按摩手法：拇指压法
按摩时间：1~3分钟
按摩力度：适度

按摩穴位：百会穴
按摩手法：二指压法
按摩时间：1~3分钟
按摩力度：轻

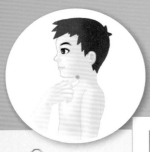

# 11 | 儿童失语症
帮助孩子开口说话、表达自我

失语症程度分级

0级：缺乏有意义的言语或听觉理解能力。

1级：言语交流中有不连续的言语表达，但大部分需要听者去询问和猜测；可交流的信息范围有限，听者在言语交流中感到困难。

2级：在听者的帮助下，可以对熟悉话题进行交流，但对陌生话题常常不能表达出自己的思想，在言语交流上有困难。

3级：在仅需少量帮助下或无帮助下，对几乎所有的日常问题患者都可以讨论，但有些谈话由于言语或理解力的减弱，会出现交流困难或不大可能进行某些话题的交流。

4级：言语流利，但可观察到有理解障碍，在思想和言语表达方面尚无明显限制。

5级：有极少的可分辨得出的言语障碍，患者主观上可能感到有些困难，但听者不一定能明显察觉到问题。

## 概述
疾病概念与简要论述

所谓失语症，是指与语言功能有关的脑组织的病变，使患者对人类进行交际符号系统的理解和表达能力发生了障碍，尤其是对语音、词汇、语法等成分，语言结构和语言的内容与意义，以及对作为语言基础的语言认知过程的减退和功能的损害。

## 发病机制
发病原因及其影响因素

人体的言语中枢通常位于左侧大脑半球，而支配语言功能的这一半球也被称为优势半球。一旦优势半球受损，就可能发生失语症。而优势半球不同特定部位受损所引发的失语症的类型也有所区别：如第三额回后部受损后会丧失口语表达能力，即运动性失语；第一颗横回后部受损后会出现语言理解障碍，即感觉性失语症；额中回后部病变后会无法用文字书写来表达，即失写症；角回受损后会阅读不出文字的字音及不知其意义，即失读症；第一颗回与角回之间区域受损后，会无法说出人或物的名称，即命名性失语症。

## 临床症状
疾病临床特点与表现

小儿失语症以语言障碍为主要症状，一般是听觉理解障碍和言语表达障碍。如小儿癔症性失语，即受到精神刺激后，立即失去正常发音功能，主要在讲话时失声，但很少完全失声，轻者仍可低声讲话，严重者仅能发出虚弱的耳语声。

## 日常护理
疾病防治实用指南

除了及时就医治疗外，父母还可以对患儿进行综合训练，按照患儿的文化水平及兴趣，先易后难，由浅入深。当治疗取得进展时，要及时鼓励患儿，以增强患儿的信心，不可给患儿施加过多的心理压力。

## 标准取穴
儿童按摩标准挂图定位取穴

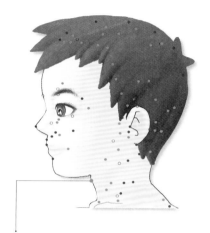

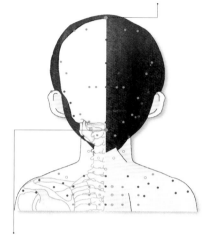

百会穴 位于人体头部，在头顶正中线与两耳尖端连线的交点处。

廉泉穴 在人体的颈部，当前颈正中线上，结喉上方，舌骨上缘凹陷处。

哑门穴 位于项部，当后发际正中直上0.5寸，第一颈椎下。

## 按摩流程
对症按摩步骤分步详解

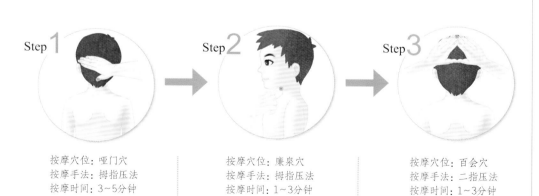

Step 1
按摩穴位：哑门穴
按摩手法：拇指压法
按摩时间：3~5分钟
按摩力度：轻

Step 2
按摩穴位：廉泉穴
按摩手法：拇指压法
按摩时间：1~3分钟
按摩力度：轻

Step 3
按摩穴位：百会穴
按摩手法：二指压法
按摩时间：1~3分钟
按摩力度：轻

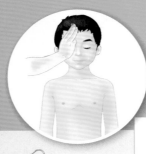

# 12 | 小儿惊风
## 从源头上治疗惊风

### 小偏方

1. 淡竹叶30克，粳米50克，冰糖适量，先将淡竹叶加水煎汤取汁，再加入粳米煮成粥，拌入冰糖调味食用。每日2次，早晚食用，连食1周。

2. 用温水半面盆，加入薄荷油1～2滴搅匀，给患儿洗擦周身。多用于夏天小儿高热惊厥，但不可多用。

### 饮食宜忌

宜　鲤鱼

宜　冬瓜

忌　鸡肉

忌　荔枝

忌　桔子

## ▌概述
疾病概念与简要论述

惊风，又称"惊厥"，是因脑神经功能紊乱导致的以抽搐、昏迷为主要特征的一种急重病症，为小儿常见的急诊。

## ▌发病机制
发病原因及其影响因素

在中医学中，急惊风病因被认为以外感六淫、疫毒之邪为主，偶有暴受惊恐所致。其中，外感六淫，尤以风邪、暑邪、湿热疫疠之气为主。由于小儿肌肤薄弱，腠理不密，所以极易被时邪侵扰，由表入里，且邪气枭张而壮热，热极化火，火盛生痰，甚至入营入血，内陷心包，引动肝风，以至于出现高热、神昏、抽风惊厥、发斑吐衄的症状，或见正不胜邪，内闭外脱。

## ▌临床症状
疾病临床特点与表现

小儿惊风起病急骤，出现高热、意识丧失、喉间痰鸣、口吐白沫、牙关紧闭、两眼上翻或斜视等症状，全身或局部肌群呈强直性和阵挛性抽搐，多持续几秒至数分钟。如病情严重，患儿反复发作甚至呈持续状态，则可危及生命。新生儿惊风常表现为各种动作，如呼吸暂停或不规律，两眼凝视、阵发性苍白或紫绀等症状。

## ▌日常护理
疾病防治实用指南

当小儿惊风时，在未到医院前，就必须尽快加以控制，以免引起脑组织损伤。首先使患儿在平板床上侧卧，以免气道阻塞，如患儿窒息，应立即对其进行口对口呼吸。之后可用手巾包住筷子或勺柄垫在患儿的上下牙齿间，以防其咬伤舌头。患儿发热时应立即给予降温，切忌喂食物，以免呛入呼吸道。

## 标准取穴
儿童按摩标准挂图定位取穴

**水沟穴** 位于人体上唇上中部，人中沟的上1/3与中1/3的交点，用指压时有强烈的压痛感。

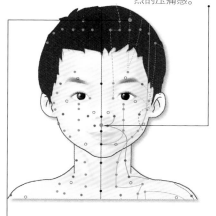

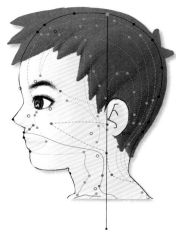

**五处穴** 在人体的头部，当前发际正中直上1寸，旁开1.5寸处。

**前顶穴** 在人体的头部，当前发际正中直上3.5寸，即百会穴前1.5寸处。

## 按摩流程
对症按摩步骤分步详解

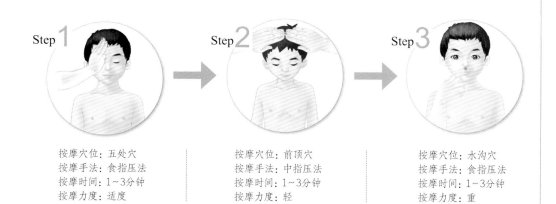

Step 1

按摩穴位：五处穴
按摩手法：食指压法
按摩时间：1~3分钟
按摩力度：适度

Step 2

按摩穴位：前顶穴
按摩手法：中指压法
按摩时间：1~3分钟
按摩力度：轻

Step 3

按摩穴位：水沟穴
按摩手法：食指压法
按摩时间：1~3分钟
按摩力度：重

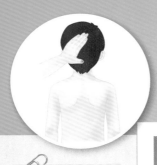

# 13 | 小儿癔病
让孩子与未来和谐相处

## 小偏方

核桃、芝麻各120克，大茴香、小茴香各12克，将上述食材研细末，加入冰糖、蜂蜜、麻油、鲜牛奶各120克，文火炖2小时左右，成膏冷却后装瓶备用。每次服如核桃般大的一团，每日3次。一般连服7日，病情好转后，再服两个疗程可愈。

## 饮食宜忌

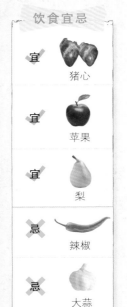

宜　猪心

宜　苹果

宜　梨

忌　辣椒

忌　大蒜

## 概述
### 疾病概念与简要论述

　　癔病是由精神因素引发的精神障碍，当生活事件、内心冲突、暗示或自我暗示等因素作用于易病个体时，就会引发癔病。一般来说，学龄儿童及青少年均可发生癔病，尤多见于5~10岁的女孩，属于神经官能性疾病的一种。

## 发病机制
### 发病原因及其影响因素

　　小儿癔病的发病与小儿的性格特点及精神创伤有明显关系。当家庭不和或教育方法不当、父母过分溺爱时，小儿容易形成任性自私、暗示性较强的性格。这类儿童一般以自我为中心，富于幻想，感情强烈但不稳定，容易从一个极端走向另一极端，且易混淆现实和幻想。当这类儿童受到某些精神刺激或要求得不到满足，或遇到难以解决的困难和矛盾时，便容易产生躯体功能障碍和精神症状。

## 临床症状
### 疾病临床特点与表现

　　小儿癔病临床表现主要为：症状具有多样性，但患儿并未患有任何器质性疾病；患儿易受暗示，有自我中心性，常在引人注意的时间和地点发作，当有人围观时则症状加重；且容易受暗示而停止发作。学龄前儿童癔病发作时一般会躺地打滚、哭闹或抽搐，以吸引家长关注。而一旦小儿的要求得到满足后，往往会反复发作，甚至于形成习惯。

## 日常护理
### 疾病防治实用指南

　　由于癔病患儿易被别人的言语、行为和态度所影响，所以当患儿发作时，家长应注意自己及家人的言语、行为和态度，以免形成新的不良暗示因素，也不要给患儿过分关注和过分热情。

## 标准取穴
儿童按摩标准挂图定位取穴

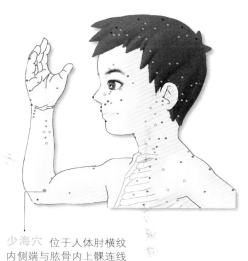

风府穴 位于人体的后颈部，当
后发际正中直上1寸，枕外隆凸
直下，两侧斜方肌之间凹陷处。

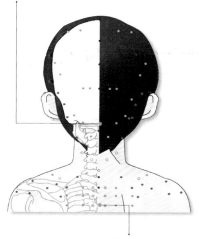

少海穴 位于人体肘横纹
内侧端与肱骨内上髁连线
的中点的凹陷处。

身柱穴 人体背部第
三胸椎棘突下凹陷
处，后正中线上。

## 按摩流程
对症按摩步骤分步详解

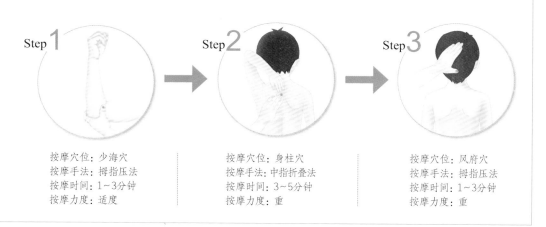

| | | |
|---|---|---|
| Step 1 | Step 2 | Step 3 |
| 按摩穴位：少海穴 | 按摩穴位：身柱穴 | 按摩穴位：风府穴 |
| 按摩手法：拇指压法 | 按摩手法：中指折叠法 | 按摩手法：拇指压法 |
| 按摩时间：1~3分钟 | 按摩时间：3~5分钟 | 按摩时间：1~3分钟 |
| 按摩力度：适度 | 按摩力度：重 | 按摩力度：重 |

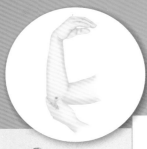

# 14 癫痫
## 熄风定痫，保护孩子智力发育

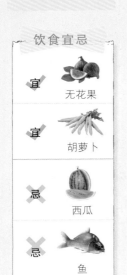

饮食宜忌

| | |
|---|---|
| 宜 | 无花果 |
| 宜 | 胡萝卜 |
| 忌 | 西瓜 |
| 忌 | 鱼 |

## 概述
### 疾病概念与简要论述

　　小儿癫痫，俗称"羊儿风"，是以脑细胞群异常的同步放电所引发的反复和短暂的中枢神经系统功能失常，为小儿时期常见的神经系统慢性疾病。

## 发病机制
### 发病原因及其影响因素

　　小儿癫痫分为原发性和继发性两种，病因比较复杂。其中，原发性没有明确病因，大多与遗传因素有关。而继发性则有多种原因：先天性疾病，如染色体异常、遗传性代谢障碍、脑畸形及先天性脑积水等；颅脑损伤是婴幼儿期症状性癫痫的常见原因，如产伤、急性颅脑损伤等；感染各种脑炎、脑膜炎、脑脓肿急性充血、水肿、毒素以及寄生虫病都可引起癫痫发作；铅、汞、一氧化碳、乙醇等中毒，以及全身性疾病都可能会引发癫痫；脑瘤，如脑胶质瘤、脑膜瘤、脑白质病等，以及脑血管病，如血管畸形也可能导致癫痫发作。

## 临床症状
### 疾病临床特点与表现

　　小儿癫痫发病的高峰年龄为5～10岁，最常见的临床症状主要为：大多数患儿在入睡后不久或清晨将醒时发作，肢体抽搐常局限于一侧，出现不同程度的意识障碍，在继发全面性发作时出现意识丧失。发作时伴有口咽部症状，如口唇及舌抽动、唾液增多、喉头咕咕作响、不能吞咽等。

## 日常护理
### 疾病防治实用指南

　　在癫痫发作时，家长应将患儿的头偏向一侧并托住其下颌，以免舌体后坠引起窒息，必要时可备有牙垫，不能强行让患儿服药或进水、进食，阻止患儿抽动时不应使用强力，以免患儿发生骨折或其他意外。

## 标准取穴
儿童按摩标准挂图定位取穴

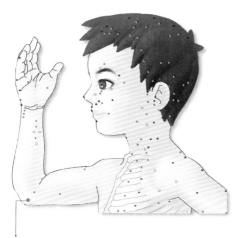

五处穴 在人体的头部，当前发际正中直上1寸，旁开1.5寸处。

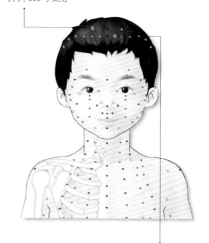

小海穴 在人体的肘内侧，当尺骨鹰嘴与肱骨内上髁之间的凹陷处。

眉冲穴 在人体的头部，攒竹穴直上入发际0.5寸处，神庭穴与曲差穴连线之间。

## 按摩流程
对症按摩步骤分步详解

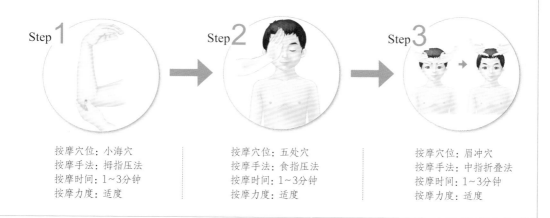

Step 1

按摩穴位：小海穴
按摩手法：拇指压法
按摩时间：1～3分钟
按摩力度：适度

Step 2

按摩穴位：五处穴
按摩手法：食指压法
按摩时间：1～3分钟
按摩力度：适度

Step 3

按摩穴位：眉冲穴
按摩手法：中指折叠法
按摩时间：1～3分钟
按摩力度：适度

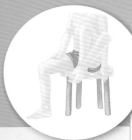

# 15 | 神经性尿频
帮孩子解除生活小尴尬

## 小偏方

1. 栗子10颗，切开两半，用开水煮一下，去壳取肉与芡实30克一同煮粥，加糖一匙后食用。

2. 遇事紧张导致尿频的患儿，可取7枚白果，加盐煮汤，预先饮服，少喝茶水，可治尿频。

3. 蚕茧10只，用水煮半熟时取汁，兑入糯米粥内，加糖一匙，可缩尿止遗。

4. 将香菇、红枣各40克，冰糖20克，加水共蒸熟，每日早晚各一次，连服7～10天。

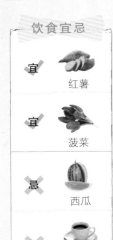

## 饮食宜忌

| | |
|---|---|
| 宜 | 红薯 |
| 宜 | 菠菜 |
| 忌 | 西瓜 |
| 忌 | 咖啡 |

## 概述
### 疾病概念与简要论述

　　神经性尿频是指非感染性的尿频尿急，属于儿科一种独立的疾病，多发病于2～11岁的儿童，尤其是学龄前儿童发病率较高。儿童如患上此病，会出现尿频的症状，甚至是每2～10分钟一次，并且尿急无法忍耐。

## 发病机制
### 发病原因及其影响因素

　　通常而言，神经性尿频与器质性病变并无关系。由于小儿大脑皮层发育尚不够完善，无法完全控制脊髓初级排尿中枢，因此抑制功能较差，一旦受到外界不良刺激的影响，如生活环境的改变，刚入托儿所或入学而心理准备不足，父母突然分离或亲人的死亡，以及害怕考试或对某种动物有惧怕心理等，都会造成小儿精神紧张、焦虑，引发神经性尿频。

## 临床症状
### 疾病临床特点与表现

　　按照正常的发育情况，小儿一般出生后不久就开始排尿，刚出生的小儿几天内每天仅排尿4～5次，1周后随着摄入量增多增至20～25次。在1岁后，小儿的排尿次数会减至每天15～16次，学龄前和学龄期排尿次数则约为6～7次。而患有神经性尿频后，患儿的排尿次数可以增加至每天20～30次，甚至到每小时10多次，但患儿排尿量很少，有的时候可能就是几滴。其症状常发生在上床睡觉、吃饭、上课的时候，在睡眠后则无尿频迹象。

## 日常护理
### 疾病防治实用指南

　　对于患有神经性尿频的孩子，家长应加强心理疏导，如反复告诉孩子"你是健康的，尿频症状很快会得到改善"，并耐心地鼓励孩子说出烦恼，而不能打骂或训斥。同时，家长应帮助孩子尽可能延长两次排尿的间歇时间，一旦进步就立即给予鼓励。

## 标准取穴
儿童按摩标准挂图定位取穴

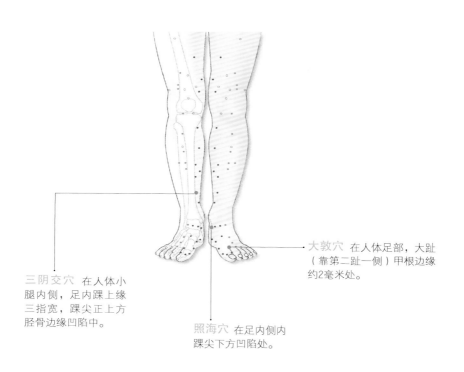

大敦穴 在人体足部，大趾（靠第二趾一侧）甲根边缘约2毫米处。

三阴交穴 在人体小腿内侧，足内踝上缘三指宽，踝尖正上方胫骨边缘凹陷中。

照海穴 在足内侧内踝尖下方凹陷处。

## 按摩流程
对症按摩步骤分步详解

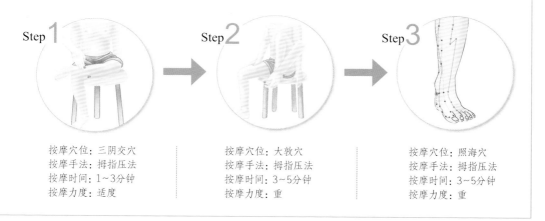

Step 1
按摩穴位：三阴交穴
按摩手法：拇指压法
按摩时间：1~3分钟
按摩力度：适度

Step 2
按摩穴位：大敦穴
按摩手法：拇指压法
按摩时间：3~5分钟
按摩力度：重

Step 3
按摩穴位：照海穴
按摩手法：拇指压法
按摩时间：3~5分钟
按摩力度：重

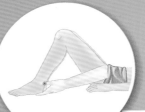

# 16 | 脚气
杜绝交叉感染，补充维生素B₁

## 小偏方

1.陈皮4克，赤豆70克，花生仁120克，红枣10枚。将陈皮、赤豆、花生仁、红枣用水煎煮，煮熟食用。主治脚气肿痛。

2.花生90克，红枣10粒，鸡脚10只，瘦肉120克，陈皮1/4个。红枣去核，与余料齐洗净。鸡脚连同瘦肉焯水冲净，陈皮水先煲沸，加入各种材料煲2~3小时，调味即可。佐餐食。

## 饮食宜忌

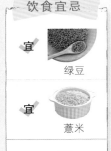

宜　绿豆

宜　薏米

忌　哈密瓜

忌　咖啡

## 概述
疾病概念与简要论述

脚气，又称"足癣""香港脚"，是一种极常见的真菌感染性皮肤病。在成人中，70%~80%的人患有脚气，但小儿也有患病的可能。

## 发病机制
发病原因及其影响因素

在我国，脚气的主要致病菌是红色毛癣菌。由于足跖部皮肤没有皮脂腺，缺乏能抑制霉菌的脂肪酸；足跖部皮肤汗腺较丰富，出汗较多，有利于霉菌生长；足跖部皮肤角质层较厚，其中的角质蛋白为霉菌生长的营养物；穿着鞋袜，容易造成局部环境闷热，脚汗因难于透发而致鞋内变得潮湿，造成有利于霉菌生长繁殖的环境。

## 临床症状
疾病临床特点与表现

按照临床症状，脚气一般被分为：糜烂型、水疱型、鳞屑角化型。

糜烂型：好发于第三与第四、第四与第五趾间。初起脚气时趾间潮湿，浸渍发白；当干涸脱屑时，去除皮屑后成为湿润、潮红的糜烂面或伴有裂口，有奇痒，易继发感染。

水疱型：好发于足缘、足底部。初起脚气时为壁厚饱满、有疱液透明的小水疱，有的可融合成大疱，周围无红晕；自觉奇痒，搔抓后常易继发感染，甚至引起丹毒、淋巴管炎等。

鳞屑角化型：好发于足跟、足缘部。大多数由糜烂型、水疱型转化而成，其足部皮肤干燥、角质粗厚、脱屑，易发生皲裂。

## 日常护理
疾病防治实用指南

为了预防脚气，父母应注意孩子足部的清洁干燥，趾缝紧密的孩子可用草纸夹在趾缝中间，以吸水通气，同时鞋子也要保持通气良好。

## 标准取穴
儿童按摩标准挂图定位取穴

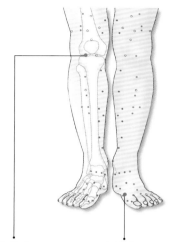 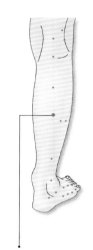 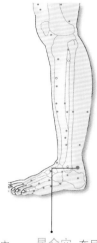

**犊鼻穴** 屈膝，在膝部，髌骨和髌韧带外侧的凹陷中。

**太白穴** 位于足内侧缘，当第一跖骨小头后下方凹陷处，即脚的内侧缘靠近足大趾处。

**承山穴** 在人体的小腿后面正中，委中穴与昆仑穴之间，当伸直小腿或足跟上提时，腓肠肌肌腹下出现的尖角凹陷处就是这个穴位。

**昆仑穴** 在足外踝后5分处，跟骨上的凹陷处。

## 按摩流程
对症按摩步骤分步详解

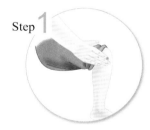

Step 1

按摩穴位：犊鼻穴
按摩手法：食指压法
按摩时间：1~3分钟
按摩力度：适度

 Step 2

按摩穴位：太白穴
按摩手法：拇指压法
按摩时间：1~3分钟
按摩力度：适度

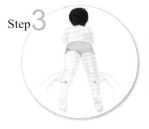

Step 3

按摩穴位：承山穴
按摩手法：拇指压法
按摩时间：1~3分钟
按摩力度：适度

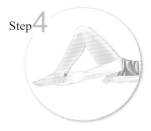

Step 4

按摩穴位：昆仑穴
按摩手法：拇指压法
按摩时间：1~3分钟
按摩力度：轻

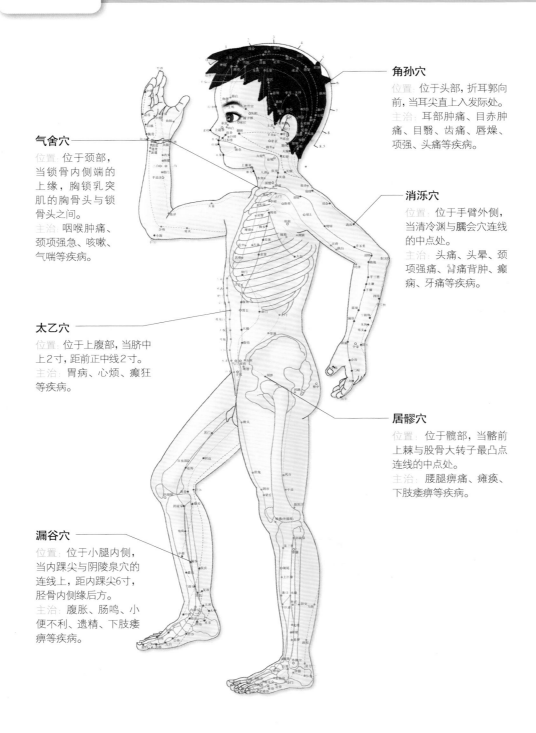

**角孙穴**

位置：位于头部，折耳郭向前，当耳尖直上入发际处。

主治：耳部肿痛、目赤肿痛、目翳、齿痛、唇燥、项强、头痛等疾病。

**气舍穴**

位置：位于颈部，当锁骨内侧端的上缘，胸锁乳突肌的胸骨头与锁骨头之间。

主治：咽喉肿痛、颈项强急、咳嗽、气喘等疾病。

**消泺穴**

位置：位于手臂外侧，当清冷渊与臑会穴连线的中点处。

主治：头痛、头晕、颈项强痛、臂痛背肿、癫痫、牙痛等疾病。

**太乙穴**

位置：位于上腹部，当脐中上2寸，距前正中线2寸。

主治：胃病、心烦、癫狂等疾病。

**居髎穴**

位置：位于髋部，当髂前上棘与股骨大转子最凸点连线的中点处。

主治：腰腿痹痛、瘫痪、下肢痿痹等疾病。

**漏谷穴**

位置：位于小腿内侧，当内踝尖与阴陵泉穴的连线上，距内踝尖6寸，胫骨内侧缘后方。

主治：腹胀、肠鸣、小便不利、遗精、下肢痿痹等疾病。

# Chapter 10
# 儿童急症的救命稻草

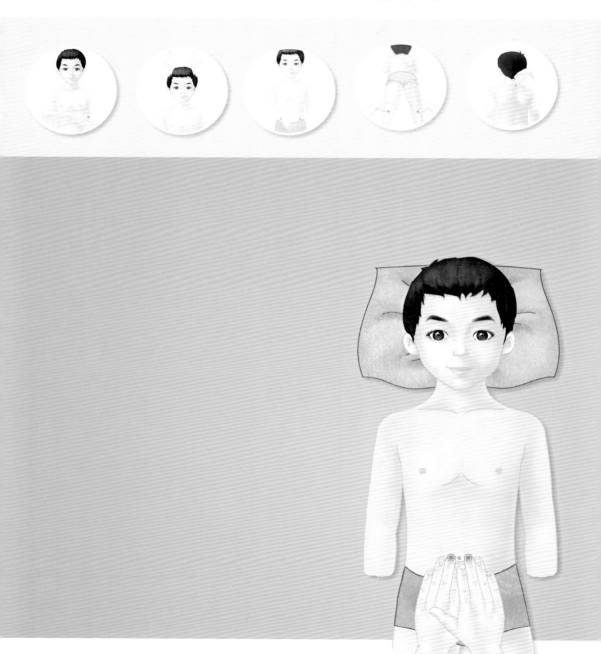

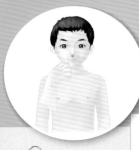

# 01 | 晕厥
## 让孩子大脑意识不再空白

**急救方法**

患儿发生晕厥后要令其平卧，保持头低脚高位，并松开患儿的衣服，打开室内门窗，便于空气流通，随时观察患儿的体温、呼吸、脉搏等情况，并在紧急处理后尽快送往医院治疗。最好用急救车中特制休克充气衣搬运患儿，有条件者应让患儿吸氧。在患儿清醒后，可给患儿服用温糖水或热饮料，适当补充一些能量。

**饮食宜忌**

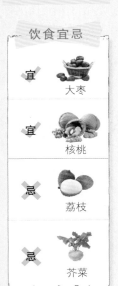

| | |
|---|---|
| 宜 | 大枣 |
| 宜 | 核桃 |
| 忌 | 荔枝 |
| 忌 | 芥菜 |

## 概述
### 疾病概念与简要论述

晕厥是指由于大脑供血不足所致的短暂性意识丧失状态，是儿童和青少年的常见病症之一，其中女孩比男孩发病率高。确切来说，晕厥是一种症状，而不是疾病，部分晕厥患者甚至会有猝死的危险。

## 发病机制
### 发病原因及其影响因素

根据导致晕厥的病因可将晕厥分为反射性、神经性、代谢性、精神性及心源性晕厥，其中反射性晕厥是最常见的，其最常见的类型是血管迷走性晕厥，其诱因是持久站立，或看到流血、感到剧烈疼痛、环境闷热、洗热水浴、运动或紧张等，导致脑缺血，引发晕厥。其次常见的原因是心源性晕厥，如严重的心律不齐、先天性心脏病等。

## 临床症状
### 疾病临床特点与表现

小儿晕厥的常见症状有：发作前往往存在诱因，如持久站立、精神紧张等；起病前可有先兆症状，如短暂头晕、注意力不集中、面色苍白、视听觉下降、恶心、呕吐、大汗、站立不稳等，还有些患儿在小便、大便、咳嗽等情况下出现意识丧失；晕厥时患儿跌倒，出现血压下降、心率下降、脉搏微弱、面色苍白、意识丧失的症状，大多持续数秒钟到两分钟，部分患儿甚至会大小便失禁、轻微抽搐；患儿清醒后会出现全身无力、头昏、口渴等症状，也有的患儿会继发呕吐和暴发性腹泻。

## 日常护理
### 疾病防治实用指南

小儿如突发晕厥，父母应立即使患儿平卧，使其脑部得到较充分的血液供应，并给患儿喂饮一些温开水，以补充血容量，同时注意患儿脉搏跳动是否异常。如晕厥很快恢复，一般情况下，患儿只要适当休息就能恢复正常。

## 标准取穴
儿童按摩标准挂图定位取穴

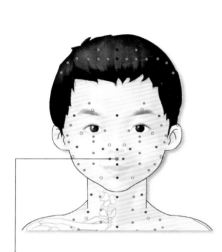

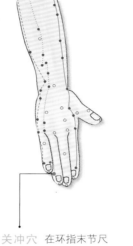

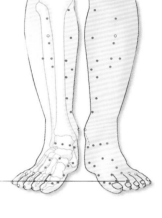

水沟穴 位于人体上唇上中部，人中沟的上1/3与中1/3的交点，用指压时有强烈的压痛感。

关冲穴 在环指末节尺侧，距指甲角0.1寸。

厉兑穴 在食指外侧，位于指甲生长处的边角向中指靠近2毫米的上方；第二厉兑穴在第二足趾甲根边缘中央下方的2毫米处；第三厉兑穴在脚（右脚）的第三根趾头的第一关节和第二关节之间。

## 按摩流程
对症按摩步骤分步详解

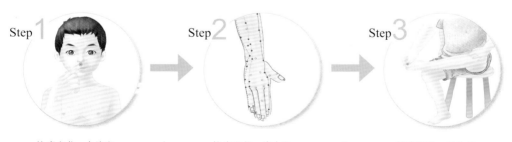

Step 1

Step 2

Step 3

按摩穴位：水沟穴
按摩手法：食指压法
按摩时间：1~3分钟
按摩力度：重

按摩穴位：关冲穴
按摩手法：拇指压法
按摩时间：1~3分钟
按摩力度：适度

按摩穴位：厉兑穴
按摩手法：拇指压法
按摩时间：1~3分钟
按摩力度：适度

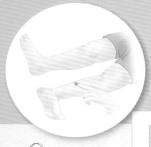

# 02 | 食物中毒
### 意外中毒的解毒救命法

### 饮食宜忌

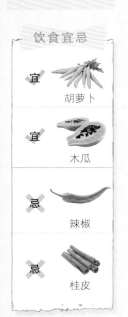

宜　胡萝卜

宜　木瓜

忌　辣椒

忌　桂皮

## 概述
### 疾病概念与简要论述

小儿食物中毒是指小儿吃了某些受污染的食物，或带有致病细菌或毒素、毒质的食物而发生中毒。一般而言，食物中毒多发生于夏秋季，主要表现为胃肠症状，重症食物中毒还可导致生命危险。

## 发病机制
### 发病原因及其影响因素

引发小儿食物中毒的原因很多，大多是由于小儿吃了不干净的饭菜和沾染了有毒物质的食物所致。如一些含硝酸盐的蔬菜，若贮存过久或煮熟后放置时间太长，硝酸盐会因细菌大量繁殖而变成亚硝酸盐，其进入人体后，会使血液中低铁血红蛋白氧化成高铁血红蛋白，进而造成组织缺氧。其他如一些果仁、未腌透的青菜、毒蕈、发芽马铃薯、河豚、癞蛤蟆和某些海鲜类等都可能含有毒素，如食用会造成食物中毒。

## 临床症状
### 疾病临床特点与表现

食物中毒后，孩子一般会出现恶心、呕吐、腹痛、腹泻等症状，大多数孩子伴有发热。如重症食物中毒，孩子在短时间内可出现四肢发冷、面色苍白、出汗、抽筋、皮肤青紫等症状，甚至危及生命。如食物含有肉毒杆菌，孩子还会出现眼睑下垂，瞳孔散大，以致于看不清东西，严重时无法说话，吞咽和呼吸困难，体温下降等症状。

## 日常护理
### 疾病防治实用指南

为了预防食物中毒，家长平时不要让孩子食用不新鲜和腐败变质的食品，更要避免食用被卫生部门禁止上市的海产品，买回来的蔬菜要在清水里浸泡半小时或更长时间，以清除残余农药。并教育孩子不要到无证摊贩处购买食品，不买无商标或无出厂日期、无生产单位、无保质期限等不符合规范的食品。

# 标准取穴
儿童按摩标准挂图定位取穴

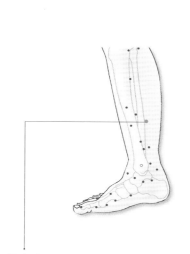
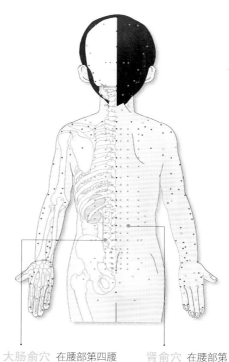

筑宾穴 在人体的小腿内侧，当太溪穴和阴谷穴的连线上，太溪穴上5寸处，腓肠肌肌腹的内下方。

大肠俞穴 在腰部第四腰椎棘突下，旁开1.5寸。

肾俞穴 在腰部第二腰椎棘突下，旁开1.5寸。

# 按摩流程
对症按摩步骤分步详解

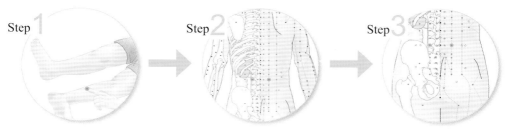

Step 1

按摩穴位：筑宾穴
按摩手法：中指折压法
按摩时间：1~3分钟
按摩力度：重

Step 2

按摩穴位：肾俞穴
按摩手法：拇指压法
按摩时间：3~5分钟
按摩力度：重

Step 3

按摩穴位：大肠俞穴
按摩手法：中指折压法
按摩时间：3~5分钟
按摩力度：重

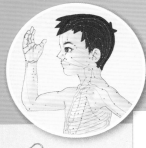

# 03 休克昏迷
紧急时刻掐人中

### 饮食宜忌

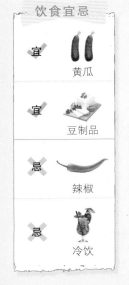

| | | |
|---|---|---|
| 宜 | | 黄瓜 |
| 宜 | | 豆制品 |
| 忌 | | 辣椒 |
| 忌 | | 冷饮 |

## 概述
### 疾病概念与简要论述

休克是由多种原因引起的重要生命器官组织循环灌流不足，以至于组织细胞缺血、缺氧、代谢紊乱，以及脏器功能损害的急性临床综合征。

## 发病机制
### 发病原因及其影响因素

休克主要是由于人体主要器官的血液供应不足、缺氧所致。按照引起的原因，休克可分为感染性休克、过敏性休克、低血容量性休克、心源性休克、神经源性休克等。其中，感染性休克是在严重感染的基础上，由多种因素相互作用所形成的复杂的病理生理过程；低血容量性休克主要是因失血、失液，使血容量急剧减少而引起的休克；心源性休克是因于心脏泵血功能失常，进而导致心输出量急剧降低的症状。

## 临床症状
### 疾病临床特点与表现

小儿发生休克时，主要表现为脸色苍白、四肢发冷、全身无力，并出现口渴、出冷汗、呼吸急促而浅、小便减少的症状，有的患儿会开始呕吐、体温降低、血压下降以及精神不振等，如果未及时抢救，患儿就会逐渐进入意识不清的状态，最后死亡。

婴幼儿在感染的基础上发生休克时，有发热或体温不升的迹象，患儿常出现面色苍白、四肢厥冷、厌食、嗜睡或烦躁不安、双眼凝视、呼吸不匀，心率>160次/分等症状。

## 日常护理
### 疾病防治实用指南

一旦小儿突发休克，家长应立即解开患儿的衣服、领扣、裤腰带，让患儿平卧，并注意保持空气流通、环境安静。如患儿脸色苍白，则平卧时应把其头部放低，注意保暖，并喂饮一些温糖开水或盐水。

## 标准取穴
儿童按摩标准挂图定位取穴

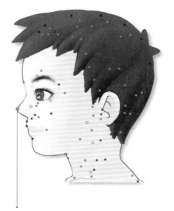

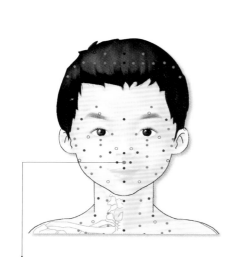

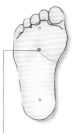

素髎穴 在面部鼻尖正中央。

水沟穴 位于人体上唇上中部，人中沟的上1/3与中1/3的交点，用指压时有强烈的压痛感。

涌泉穴 在足底足前部的凹陷处，第二、三趾的趾缝纹头端和足跟连线的前1/3处。

## 按摩流程
对症按摩步骤分步详解

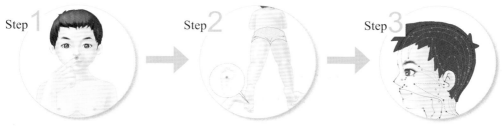

Step 1
按摩穴位：水沟穴
按摩手法：食指压法
按摩时间：1~3分钟
按摩力度：重

Step 2
按摩穴位：涌泉穴
按摩手法：拇指压法
按摩时间：1~3分钟
按摩力度：重

Step 3
按摩穴位：素髎穴
按摩手法：食指压法
按摩时间：1~3分钟
按摩力度：重

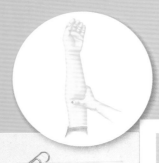

# 04 | 咯血
保护孩子呼吸通道

## 饮食宜忌

| | |
|---|---|
| 宜 | 百合 |
| 宜 | 藕 |
| 忌 | 樱桃 |

## 概述
疾病概念与简要论述

咯血是指喉以下部位的呼吸道出血后咳出的症状，通常是气管、支气管、肺泡内出血后，血液经气道咳出。小儿咯血的概率虽然没成人高，但也不容忽视。

## 发病机制
发病原因及其影响因素

引起小儿咯血的原因很多，但呼吸道的感染是最主要的原因。当炎症破坏了气道黏膜表面进而侵蚀到附近的血管时，血管会受到咳嗽的刺激而破裂出血，以至于咯血。另外，一些疾病，如支气管扩张是因支气管壁的弹力纤维受炎症浸润损坏而导致咯血，以及肺结核、先天性支气管、肺发育畸形、寄生虫感染、心血管系统疾患、腹腔疾患、血液系统疾患等也会出现咯血的症状。

## 临床症状
疾病临床特点与表现

咯血的主要症状是血液经气道咳出，血液常呈鲜红色，量不多，有时血液与肺内分泌物相混会呈粉色泡沫样痰，弱碱性，同时伴有咳嗽、胸痛等症状。一旦发生窒息，会有紫绀、烦躁、抽搐、昏迷的症状。另外，肺结核患儿也有咯血的症状，咳嗽经久不愈，并长期伴有低热、乏力、消瘦、多汗等症状。

## 日常护理
疾病防治实用指南

当小儿咯血时，家长应让患儿侧头卧床休息，不要乱搬动或急于转运，同时应保持患儿呼吸道通畅，如为轻咳不必强忍，咯至口腔的血液应及时吐出，以免咽下作呕。由于咯血一般是某些疾病的症状之一，所以待患儿病情稳定后，无论病情轻重，均应送医治疗。

## 标准取穴
儿童按摩标准挂图定位取穴

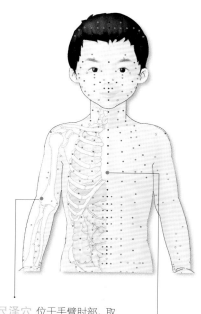

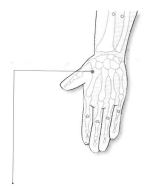

鱼际穴 手掌心朝上，在第一掌骨中点之桡侧，赤白肉的交际处。

尺泽穴 位于手臂肘部，取穴时先让孩子手臂上举，在手臂内侧中央处有粗腱，腱的外侧即是此穴。

膻中穴 在人体的胸部，人体正中线上，两乳头之间连线的中点。

## 按摩流程
对症按摩步骤分步详解

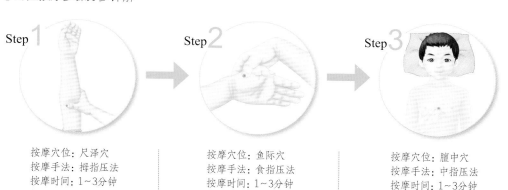

Step 1

按摩穴位：尺泽穴
按摩手法：拇指压法
按摩时间：1~3分钟
按摩力度：适度

Step 2

按摩穴位：鱼际穴
按摩手法：食指压法
按摩时间：1~3分钟
按摩力度：适度

Step 3

按摩穴位：膻中穴
按摩手法：中指压法
按摩时间：1~3分钟
按摩力度：重

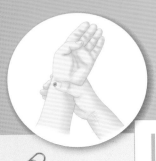

## 05 | 百日咳
提高抵抗力，扼杀嗜血杆菌

### 小偏方

1.选胡萝卜120克和红枣10个，加入两杯半的水，熬煮至水变为1/3为止，然后趁热喝汁。

2.冰糖50克，加热水搅拌溶化，冷却后，打入鸭蛋两个，调匀，放蒸锅内蒸熟。一顿或分次食用，每日1剂。

3.取白萝卜1个，捣烂取汁25毫升，用蜂蜜12毫升，调匀服用，每日1~2次。

### 饮食宜忌

| 宜 | 丝 瓜 |
| 宜 | 菠菜 |
| 忌 | 辣 椒 |
| 忌 | 海鲜 |

### 概述
疾病概念与简要论述

　　百日咳是由百日咳杆菌引起的急性呼吸道传染病，其特征为阵发性、痉挛性咳嗽，伴有深长的"鸡鸣"样吸气性吼声，多发病于1~6岁的小儿。

### 发病机制
发病原因及其影响因素

　　本病的致病菌为百日咳杆菌，当它们侵入易感者的呼吸道后，会依附于喉、气管、支气管、细支气管黏膜上皮细胞的纤毛上，并在其中进行繁殖，释放内毒素，柱状纤毛上皮细胞会因此变性，上皮细胞纤毛也被增殖的细菌及产生的毒素麻痹，造成蛋白合成降低、亚细胞器破坏，不利于呼吸道炎症所产生的黏稠分泌物的排除，进而使分泌物不断刺激呼吸道末梢神经，最终通过咳嗽中枢，造成患者发出痉挛性咳嗽。

### 临床症状
疾病临床特点与表现

　　百日咳的轻重和病程长短差别很大，潜伏期为2~21天，临床可分为三期。前驱期：一般为7~10天；发病初期出现咳嗽、打喷嚏、低热等症状，约3天后，咳嗽加剧，逐渐发展至阵发性痉挛。痉咳期：一般持续2~6周；其特点是成串的、接连不断的痉挛性咳嗽后，伴一次深长吸气，并发出一种高音调鸡啼样吸气性吼声，之后反复发生痉咳，直至咳出大量黏稠痰或呕吐为止；这一时期，患儿常出现面红唇绀，舌向外伸，颈静脉怒张，躯体弯曲成团状，伴有眼睑浮肿、眼结合膜出血、鼻出血等症状。恢复期：一般为2~3周；咳嗽症状缓解，咳嗽停止后，吼声亦消失。

### 日常护理
疾病防治实用指南

　　患有百日咳的孩子，家长应保证其有足够的睡眠，保持环境安静，空气新鲜。并给予富有营养、易消化、高维生素的饮食，少量多餐，以保证患儿充足的营养。

## 标准取穴
儿童按摩标准挂图定位取穴

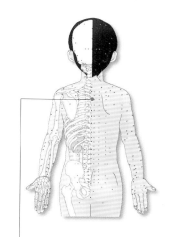

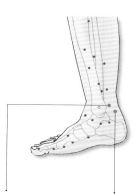

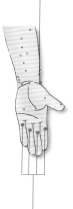

太渊穴 手掌心朝上，腕横纹的桡侧，大拇指立起时，有大筋竖起，筋内侧凹陷处就是这处穴位。

身柱穴 在人体后背部，当后正中线上，第三胸椎棘突下凹陷处。

太溪穴 在足内侧内踝后方，当内踝尖与跟腱间凹陷处。

大钟穴 在足内侧内踝后下方，当跟腱附着部内侧前方凹陷处。

四缝穴 在第二至五指掌侧，近端指关节的中央，当横纹中点。

## 按摩流程
对症按摩步骤分步详解

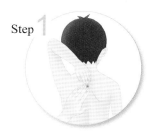

Step 1

按摩穴位：身柱穴
按摩手法：中指折叠法
按摩时间：3~5分钟
按摩力度：重

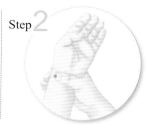

Step 2

按摩穴位：太渊穴
按摩手法：拇指压法
按摩时间：1~3分钟
按摩力度：适度

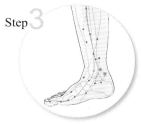

Step 3

按摩穴位：太溪穴、大钟穴
按摩手法：拇指压法
按摩时间：1~3分钟
按摩力度：适度

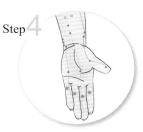

Step 4

按摩穴位：四缝穴
按摩手法：拇指压法
按摩时间：1~3分钟
按摩力度：适度

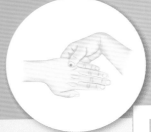

# 06 | 婴幼儿疟疾
赶走可怕的疟原虫

## 小偏方

1.新鲜鸡蛋3个，陈醋120克，将蛋打破调匀，和好陈醋置砂锅内煎开，待稍冷顿服。

2.将辣椒叶100克、蒜头一个，用水煮汤500毫升饮服。适用于冷多热少者。

## 饮食宜忌

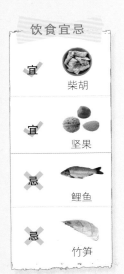

| | |
|---|---|
| 宜 | 柴胡 |
| 宜 | 坚果 |
| 忌 | 鲤鱼 |
| 忌 | 竹笋 |

## 概述
疾病概念与简要论述

疟疾是一种由疟原虫造成的急性寄生虫传染病，主要通过疟蚊传播。其以周期性发热为最主要特征，且往往造成脾肿大、贫血以及脑、肝、肾、心、肠、胃等受损。

## 发病机制
发病原因及其影响因素

疟疾是因疟蚊叮咬人体或被疟原虫携带者的血液所感染，将疟原虫传入人体而引起的。

## 临床症状
疾病临床特点与表现

寄生于人体的疟原虫有4种，在临床上呈现周期性发作。

潜伏期：各类型疟原虫的潜伏期长短不一，后期患者会出现微热、精神倦怠、四肢和背部酸痛等前驱症状。

发作期：小儿年龄越小，症状越无定型，到5～6岁以后表现和成人疟疾相似。典型的疟疾发作时先有明显的寒战，患者突觉寒冷，全身发抖，面色苍白，口唇发绀，持续20～30分钟。

发热期：体温升高达40～41℃，患者面色潮红，皮肤干热，烦躁不安，出现口渴、头痛、全身酸痛等症状，一般持续2～6小时。

出汗退热期：患者全身大汗淋漓，体温降至正常，全身顿觉舒服且疲乏。

## 日常护理
疾病防治实用指南

由于儿童是疟疾的高发人群，因此为了预防疟疾，可展开蚊虫清理运动，流行季节可集体服药预防，同时应加强个人防护，可用蚊帐、防蚊油或蚊香驱赶蚊虫。

## 标准取穴
儿童按摩标准挂图定位取穴

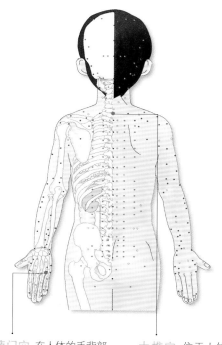

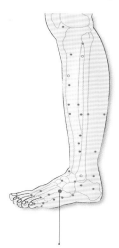

足临泣穴 在足背的外侧，第四趾和小趾跖骨的夹缝中。

液门穴 在人体的手背部，第四、五指间，指蹼缘后方赤白肉际的部位。

大椎穴 位于人体背部正中线上，第七颈椎棘突下凹陷中。

## 按摩流程
对症按摩步骤分步详解

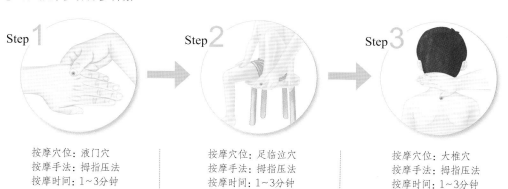

Step 1

按摩穴位：液门穴
按摩手法：拇指压法
按摩时间：1～3分钟
按摩力度：重

Step 2

按摩穴位：足临泣穴
按摩手法：拇指压法
按摩时间：1～3分钟
按摩力度：重

Step 3

按摩穴位：大椎穴
按摩手法：拇指压法
按摩时间：1～3分钟
按摩力度：轻

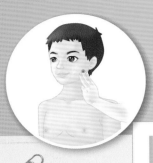

# 07 流行性腮腺炎
倒春寒时防痄腮

### 概述
疾病概念与简要论述

流行性腮腺炎，又称"痄腮""流腮"，是由腮腺炎病毒引起的一种急性传染病，一年四季均可发生，好发于冬春季，多见于4~15岁儿童。

### 发病机制
发病原因及其影响因素

流行性腮腺炎是由腮腺炎病毒所引起的，该病毒主要侵犯腮腺，也可侵犯各种腺组织、神经系统及肝、肾、心脏、关节等几乎所有的器官。同时，病毒还会传播，其早期传播途径主要是流行性腮腺炎患者打喷嚏、咳嗽飞沫携带的病毒，通过呼吸道传播。另外，被携带病毒的唾沫污染的食物、餐具、衣物都可能成为流行性腮腺炎的传染源。

### 临床症状
疾病临床特点与表现

流行性腮腺炎临床以发热、耳下腮部肿胀疼痛为主要特征，潜伏期为8~30天。腮腺肿胀大多于1~3天到达高峰，持续4~5天逐渐消退而恢复正常，整个病程10~14天。

其起病较急，初期可能会出现发热、畏寒、头痛、咽痛、食欲不佳、恶心、呕吐、全身疼痛等症状。起病后腮腺肿胀，通常先见于一侧，1~4天后累及对侧，一般以耳垂为中心，向前、后、下发展，状如梨形，边缘不清；局部皮肤发亮但不发红，表面灼热有弹性，轻触有痛感；腮腺管开口处早期可有红肿。重症患者腮腺周围组织高度水肿，并可出现吞咽困难的症状，可伴中度发热，少数会出现高热。

### 日常护理
疾病防治实用指南

流行性腮腺炎是疫苗可预防性疾病，可通过接种疫苗加以预防，一般在儿童1.5岁接种一针，6岁接种一针。在呼吸道疾病流行期间，父母应尽量让孩子少去人员拥挤的公共场所，出门时应戴口罩，尤其在公交车上。

## 小偏方

1.老丝瓜1条，切碎炒至微黄，研为细末。每次10克，开水送服，每日3次，连服5日。

2.绿豆60克，白菜心2棵。水煮服汤，每日两次。

3.赤豆用水浸软，捣烂，用水或醋或蜂蜜或鸡蛋清适量，调成膏状，外敷患处。

4.将银花15克煎水，加糖少许饮用。适用于流行性腮腺炎初起，腮部红肿，压痛明显者。

## 饮食宜忌

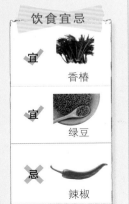

宜 香椿

宜 绿豆

忌 辣椒

忌 海鲜

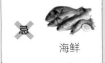

## 标准取穴
儿童按摩标准挂图定位取穴

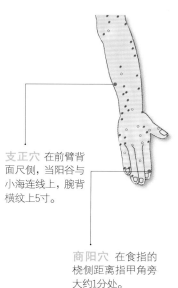

**支正穴** 在前臂背面尺侧，当阳谷与小海连线上，腕背横纹上5寸。

**商阳穴** 在食指的桡侧距离指甲角旁大约1分处。

**颊车穴** 位于下颌角前上方大约一横指处，按之凹陷处（大约在耳下1寸左右），用力咬牙时，咬肌隆起的地方。

**天容穴** 在人体颈外侧部，当下颌角的后方，胸锁乳突肌的前缘凹陷中。

## 按摩流程
对症按摩步骤分步详解

**Step 1**

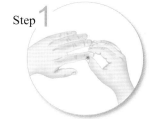

按摩穴位：商阳穴
按摩手法：拇指点法
按摩时间：1~3分钟
按摩力度：轻

**Step 2**

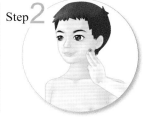

按摩穴位：颊车穴
按摩手法：中指折叠法
按摩时间：1~3分钟
按摩力度：适度

**Step 3**

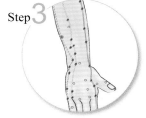

按摩穴位：支正穴
按摩手法：拇指压法
按摩时间：1~3分钟
按摩力度：轻

**Step 4**

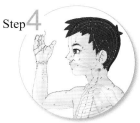

按摩穴位：天容穴
按摩手法：中指折叠法
按摩时间：1~3分钟
按摩力度：适度

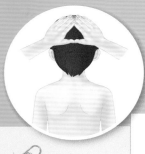

# 08 | 新生儿破伤风
挽救新生命的紧急措施

## 小偏方

1.蝉蜕、葱汁各适量，以葱汁调蝉蜕末外敷患处，并以葱60克，蝉蜕12克煎服。

2.杏仁50克、酒500毫升，杏仁擦去皮，研碎，蒸后晾干再细研过，入酒，绞取汁，再服50毫升，每日2～3次，并抹敷于疮上。

## 特别贴士

预防新生儿破伤风最有效的方法就是住院分娩严格执行无菌操作，重视脐部处理，防止脐部感染，同时在患儿发病抽搐时不宜服药与喂奶。另外，外界刺激如声、光、轻触、喂水、换尿布等，都会诱发患有破伤风的患儿抽动。所以，应尽量保持环境安静。由于新生儿破伤风发病急，死亡率高，因此要及早治疗，不可延误。

## 概述
疾病概念与简要论述

　　新生儿破伤风是指破伤风梭菌由脐部侵入而引起的一种急性感染性疾病，因其大多在婴儿出生后六七天发病，临床上以牙关紧闭为其特征之一，故民间又称该病症为"四六风"或"七日风""锁口风"。

## 发病机制
发病原因及其影响因素

　　新生儿破伤风的发病，通常是由于接生时，接生人员的手或剪断脐带所用的剪刀、纱布未经消毒或消毒不严格，或用不洁的布料包裹脐端，以至于脐部被破伤风梭菌侵入。破伤风梭菌在脐部生长繁殖，并产生毒性很强的外毒素，可引起全身肌肉痉挛，亦可造成组织局部坏死和心肌损害。

## 临床症状
疾病临床特点与表现

　　新生儿破伤风临床上主要是以牙关紧闭和全身肌肉强直性痉挛为特征，其潜伏期越短，病死率越高。

　　前驱期：患儿烦躁、口张不大、哭声小、吸奶困难。如用压舌板检查咽部，可出现牙关紧闭。

　　痉挛期：患儿牙关紧闭，四肢呈阵发性、强直性痉挛，甚至出现角弓反张。患儿神志清醒，体温一般正常。晚期常并发肺炎和败血症。

　　恢复期：患儿痉挛停止，肌张力仍高，但可吃奶，而不引起窒息，2～3个月后恢复正常，治愈后无后遗症。

## 日常护理
疾病防治实用指南

　　新生儿破伤风发病后，必须尽早送医治疗。在患儿恢复期，父母喂奶时应取斜坡位抱患儿，并应注意观察患儿面色、呼吸、吞咽情况，喂完后要抱片刻再让患儿取右侧卧位，并观察10～15分钟，以免患儿吐奶窒息。

## 标准取穴
儿童按摩标准挂图定位取穴

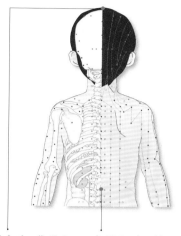

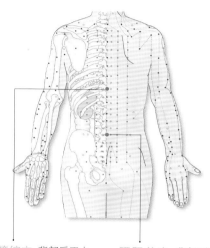

**百会穴** 位于人体头部，在头顶正中线与两耳尖端连线的交点处。

**命门穴** 在人体腰部，当后正中线上，第二腰椎棘突下凹陷处，用指压时有强烈的压痛感。

**筋缩穴** 背部后正中线下第九胸椎棘突下凹陷处。

**腰阳关穴** 背部后正中线下第四腰椎棘突下凹陷处。

## 按摩流程
对症按摩步骤分步详解

Step 1

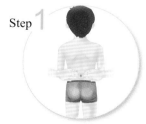

按摩穴位：命门穴
按摩手法：中指折叠法
按摩时间：3~5分钟
按摩力度：重

Step 2

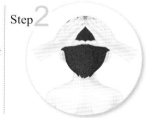

按摩穴位：百会穴
按摩手法：二指压法
按摩时间：1~3分钟
按摩力度：轻

Step 3

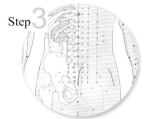

按摩穴位：筋缩穴
按摩手法：中指折叠法
按摩时间：3~5分钟
按摩力度：重

Step 4

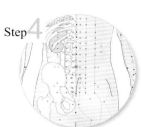

按摩穴位：腰阳关穴
按摩手法：中指折叠法
按摩时间：3~5分钟
按摩力度：重

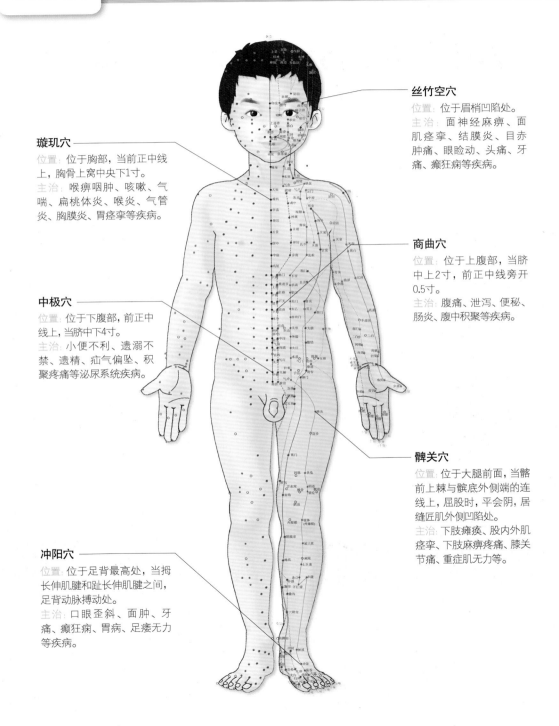

**丝竹空穴**

位置：位于眉梢凹陷处。

主治：面神经麻痹、面肌痉挛、结膜炎、目赤肿痛、眼睑动、头痛、牙痛、癫狂病等疾病。

**璇玑穴**

位置：位于胸部，当前正中线上，胸骨上窝中央下1寸。

主治：喉痹咽肿、咳嗽、气喘、扁桃体炎、喉炎、气管炎、胸膜炎、胃痉挛等疾病。

**商曲穴**

位置：位于上腹部，当脐中上2寸，前正中线旁开0.5寸。

主治：腹痛、泄泻、便秘、肠炎、腹中积聚等疾病。

**中极穴**

位置：位于下腹部，前正中线上，当脐中下4寸。

主治：小便不利、遗溺不禁、遗精、疝气偏坠、积聚疼痛等泌尿系疾病。

**髀关穴**

位置：位于大腿前面，当髂前上棘与髌底外侧端的连线上，屈股时，平会阴，居缝匠肌外侧凹陷处。

主治：下肢瘫痪、股内外肌痉挛、下肢麻痹疼痛、膝关节痛、重症肌无力等。

**冲阳穴**

位置：位于足背最高处，当拇长伸肌腱和趾长伸肌腱之间，足背动脉搏动处。

主治：口眼歪斜、面肿、牙痛、癫狂痫、胃病、足痿无力等疾病。

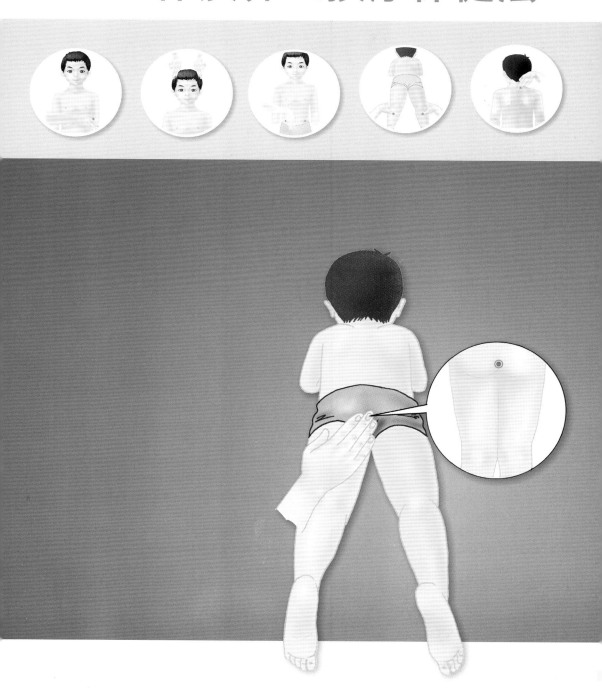

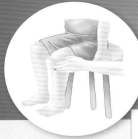

# 01 正常体质
## 科学养生、保持健康

### 饮食宜忌

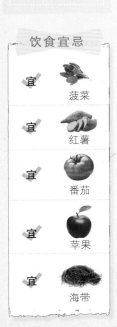

宜 菠菜

宜 红薯

宜 番茄

宜 苹果

宜 海带

## 概述
### 小儿体质具体阐述

正常体质是指人体阴阳平衡、气血充和、脏腑功能正常的体质形态。

小儿体形匀称健壮，肤色润泽，头发稠密有光泽，目光有神。鼻色明润，嗅觉通利，唇色红润，无口气。不容易疲劳，精力充沛。对寒热均有较好的耐受力，睡眠良好，胃口好。大小便正常，舌头颜色呈淡红，舌苔薄而白，脉和而有神。不易生病，对自然环境和社会环境的适应能力较强。

## 标准取穴
### 儿童按摩标准挂图定位取穴

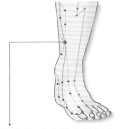
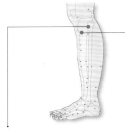

三阴交穴 在人体小腿内侧，足内踝上缘三指宽，踝尖正上方胫骨边缘凹陷中。

阳陵泉穴 腓骨小头前下方的凹陷处。

足三里穴 位于小腿前外侧，当犊鼻穴下3寸，距胫骨前嵴一横指（中指）处。

## 按摩流程
### 对症按摩步骤分步详解

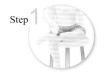
Step 1

按摩穴位：三阴交穴
按摩手法：拇指压法
按摩时间：1～3分钟
按摩力度：适度

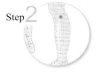
Step 2

按摩穴位：阳陵泉穴
按摩手法：拇指压法
按摩时间：1～3分钟
按摩力度：适度

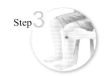
Step 3

按摩穴位：足三里穴
按摩手法：中指折叠法
按摩时间：1～3分钟
按摩力度：重

# 02 | 阴虚体质
## 补其不足、壮水制火

## 概述
### 小儿体质具体阐述

　　阴虚体质是指濡养人体的阴液亏乏而以阴虚内热为主要特征的体质。

　　阴虚体质的小儿体形瘦长，手足心热，平时容易口唇燥热，咽喉干涩，爱喝冷饮。鼻腔偏干，鼻涕少，大便干燥，舌头红，口水偏少，舌苔偏少。性情急躁，外向活泼好动，容易出现阴亏燥热的病变，或者病后表现为阴亏。不耐热邪，耐冬不耐夏，也不耐受燥邪。

## 标准取穴
### 儿童按摩标准挂图定位取穴

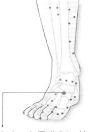 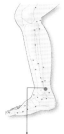 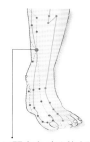

**太冲穴** 在足背侧，第一、二趾跖骨连接部位中。用手指沿踇趾和次趾的夹缝向上移压，到能够感觉到动脉的时候就是该穴位。

**太溪穴** 在足内侧内踝后方，当内踝尖与跟腱间凹陷处。

**三阴交穴** 在人体小腿内侧，足内踝上缘三指宽，踝尖正上方胫骨边缘凹陷中。

## 按摩流程
### 对症按摩步骤分步详解

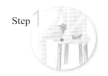

Step 1

按摩穴位：太冲穴
按摩手法：二指压法
按摩时间：3~5分钟
按摩力度：轻

Step 2

按摩穴位：太溪穴
按摩手法：拇指压法
按摩时间：1~3分钟
按摩力度：适度

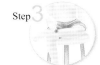

Step 3

按摩穴位：三阴交穴
按摩手法：拇指压法
按摩时间：1~3分钟
按摩力度：适度

### 饮食宜忌

| | |
|---|---|
| **宜** | 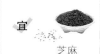 芝麻 |
| **宜** |  百合 |
| **忌** | 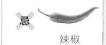 辣椒 |
| **忌** |  韭菜 |

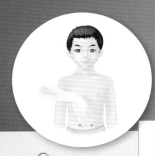

# 03 | 痰湿体质
## 调补肺脾肾、化痰除湿

### 饮食宜忌

宜 扁豆

宜 海带

忌 石榴

忌 梨

## 概述
### 小儿体质具体阐述

痰湿体质多是先天形成，加上后期饮食过于油腻导致了痰湿累积。

痰湿体质的儿童多为油性皮肤，多汗水，容易胸闷，痰多。有些人面色淡黄发暗，眼圈微浮肿，容易困倦，舌头胖大，舌苔白腻，嘴里常有发黏、发腻、发甜的感觉，平时比较爱吃甜食和肥腻食物。大便正常或者略稀烂，小便量不多或者颜色稍微有些浑浊，脉象滑。性格偏温和、稳重，多善于忍耐，难耐梅雨季节以及湿润环境。

## 标准取穴
### 儿童按摩标准挂图定位取穴

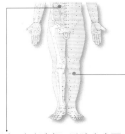
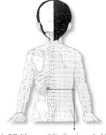

**天枢穴** 在中腹部，肚脐左右两侧三指宽处。

**足三里穴** 位于小腿前外侧，当犊鼻穴下3寸，距胫骨前嵴一横指（中指）处。

**脾俞穴** 人体的背部第十一胸椎棘突下，左右旁开两指宽处。

## 按摩流程
### 对症按摩步骤分步详解

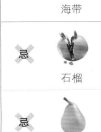

Step 1

按摩穴位：天枢穴
按摩手法：三指压法
按摩时间：1～3分钟
按摩力度：适度

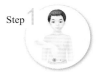

Step 2

按摩穴位：脾俞穴
按摩手法：二指压法
按摩时间：3～5分钟
按摩力度：重

Step 3

按摩穴位：足三里穴
按摩手法：中指折叠法
按摩时间：1～3分钟
按摩力度：重

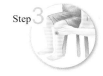

# 04 | 阳盛体质
清热泻火、适当补阴

## 概述
小儿体质具体阐述

　　阳盛体质是指人体阳气过于旺盛，以至于热象明显的体质状态。

　　阳盛体质的小儿一般形体壮实，喜冷怕热，易口渴，喜冷饮。大便干结熏臭，小便热赤，尿黄。性格多好动易怒，易患急性病、暴发病，舌红苔黄，脉象有力。

## 标准取穴
儿童按摩标准挂图定位取穴

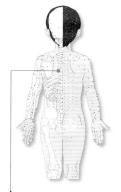
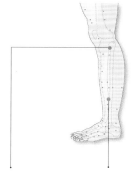

心俞穴 在背部，当第五胸椎棘突下，旁开1.5寸处。

阳陵泉穴 腓骨小头前下方的凹陷处。

光明穴 在小腿外侧，当外踝尖上5寸，腓骨前缘稍前方。

## 按摩流程
对症按摩步骤分步详解

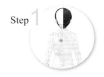

Step 1

按摩穴位：心俞穴
按摩手法：二指压法
按摩时间：1~3分钟
按摩力度：适度

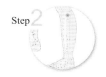

Step 2

按摩穴位：阳陵泉穴
按摩手法：拇指压法
按摩时间：1~3分钟
按摩力度：适度

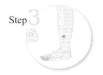

Step 3

按摩穴位：光明穴
按摩手法：拇指压法
按摩时间：3~5分钟
按摩力度：适度

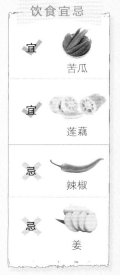

### 特别贴士

对于阳盛体质的小儿，饮食上应忌食辛辣燥烈食物，牛肉、狗肉、鸡肉、鹿肉等温阳食物宜少食用。为了散发多余阳气，小儿平时应多参加体育活动，其中最适合的运动项目为游泳。另外，由于阳盛体质的小儿好动易怒，所以平日要培养孩子良好的性格，使其在发怒时，能够理性地克制自己。

### 饮食宜忌

| 宜 | 苦瓜 |
| 宜 | 莲藕 |
| 忌 | 辣椒 |
| 忌 | 姜 |

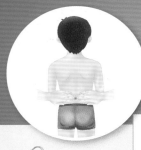

# 05 | 气血两虚体质
补气养气、补血养血

## 概述
小儿体质具体阐述

气血两虚体质是指身体气息低弱、血液不足，因此脏腑功能低下、生长发育功能减退的体质状态。

气血两虚体质的儿童一般形体不够健壮，比较弱小，肌肉不结实，语音低怯，气短懒言，肢体容易疲乏，精神不振，容易出汗。舌头呈淡红色，舌体显胖大，舌边缘有齿印痕，脉象虚缓，容易头晕、健忘。性格内向，情绪不稳定，胆小，平素体质虚弱，容易感冒。

## 标准取穴
儿童按摩标准挂图定位取穴

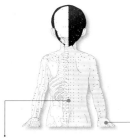
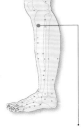

**命门穴** 在人体腰部，当后正中线上，第二腰椎棘突下凹陷处，用指压时有强烈的压痛感。

**合谷穴** 当拇指和食指伸张时，在第一、二掌骨的中点，稍微偏向食指处。

**足三里穴** 位于小腿前外侧，当犊鼻穴下3寸，距胫骨前嵴1横指（中指）处。

## 按摩流程
对症按摩步骤分步详解

### Step 1
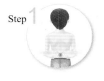

按摩穴位：命门穴
按摩手法：中指折叠法
按摩时间：3～5分钟
按摩力度：重

### Step 2
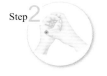

按摩穴位：合谷穴
按摩手法：拇指压法
按摩时间：1～3分钟
按摩力度：重

### Step 3
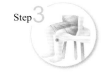

按摩穴位：足三里穴
按摩手法：中指折叠法
按摩时间：1～3分钟
按摩力度：重

**饮食宜忌**

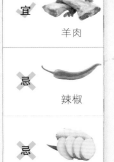

宜 乳鸽

宜 羊肉

忌 辣椒

忌 姜

# 06 | 阳虚体质
温补阳气、着重脾肾

## 概述
### 小儿体质具体阐述

阳虚体质是指人体阳气不足，因此具有形寒肢冷等虚寒现象的体质状态。

阳虚体质的儿童体形白胖，肌肉不结实，平时怕冷，手足"热力不足"，喜欢热饮热食，精神不振，睡眠偏多。舌头颜色偏淡，略显胖大，边缘有齿印痕，舌苔湿润。脉象沉迟微弱，唇色淡，头发容易脱落，容易出汗。大便多稀烂，少量多次，尿则清长。性格多沉静内向。

## 标准取穴
### 儿童按摩标准挂图定位取穴

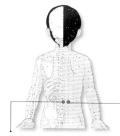
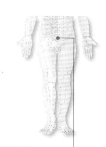

**命门穴** 在人体腰部，当后正中线上，第二腰椎棘突下凹陷处，用指压时有强烈的压痛感。

**肾俞穴** 在腰部第二腰椎棘突下，旁开1.5寸。

**中极穴** 在下腹部，前正中线上，当脐中下4寸。

## 按摩流程
### 对症按摩步骤分步详解

**Step 1**

按摩穴位：肾俞穴
按摩手法：中指折压法
按摩时间：3~5分钟
按摩力度：重

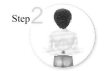

**Step 2**

按摩穴位：命门穴
按摩手法：中指折叠法
按摩时间：3~5分钟
按摩力度：重

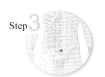

**Step 3**

按摩穴位：中极穴
按摩手法：中指折压法
按摩时间：3~5分钟
按摩力度：重

---

### 特别贴士

对于阳虚体质的小儿，饮食调理应注意补阳祛寒、温养肝肾。在日常生活中，小儿应注意避免受寒，如夏天不要在室外露宿，睡眠时不要让电扇直吹身体，开空调时要注意室内外的温差不要过大。另外，该体质的小儿要加强体育锻炼，春夏秋冬，坚持不懈，平时也要多晒太阳。

### 饮食宜忌

| | |
|---|---|
| 宜 |  栗子 |
| 宜 |  虾 |
| 忌 |  柚子 |
| 忌 |  蟹 |

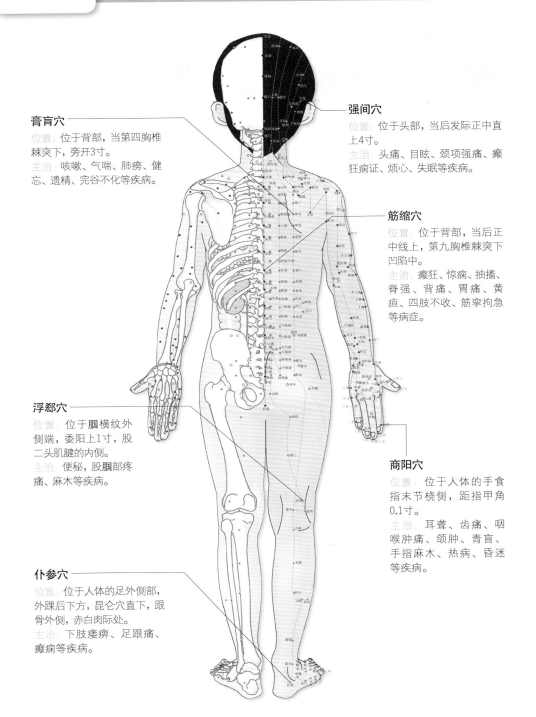

**强间穴**

位置：位于头部，当后发际正中直上4寸。

主治：头痛、目眩、颈项强痛、癫狂痫证、烦心、失眠等疾病。

**膏肓穴**

位置：位于背部，当第四胸椎棘突下，旁开3寸。

主治：咳嗽、气喘、肺痨、健忘、遗精、完谷不化等疾病。

**筋缩穴**

位置：位于背部，当后正中线上，第九胸椎棘突下凹陷中。

主治：癫狂、惊痫、抽搐、脊强、背痛、胃痛、黄疸、四肢不收、筋挛拘急等病症。

**浮郄穴**

位置：位于腘横纹外侧端，委阳上1寸，股二头肌腱的内侧。

主治：便秘、股腘部疼痛、麻木等疾病。

**商阳穴**

位置：位于人体的手食指末节桡侧，距指甲角0.1寸。

主治：耳聋、齿痛、咽喉肿痛、颔肿、青盲、手指麻木、热病、昏迷等疾病。

**仆参穴**

位置：位于人体的足外侧部，外踝后下方，昆仑穴直下，跟骨外侧，赤白肉际处。

主治：下肢痿痹、足跟痛、癫痫等疾病。

# 人体按摩奇效穴位速查表

| 穴位名 | 隶属脉络 | 位置 | 主治疾病 |
|---|---|---|---|
| 中府 | 手太阴肺经 | 在胸部的外上方，云门下1寸，平第一肋间隙，距前正中线6寸处 | 咳嗽、气喘、肺胀满、胸痛、肩背痛 |
| 云门 | 手太阴肺经 | 在胸外侧部，肩胛骨喙突上方，锁骨下窝凹陷处，距前正中线6寸 | 咳嗽、气喘、胸痛、肩背痛、胸中烦闷 |
| 侠白 | 手太阴肺经 | 在臂内侧面，肱二头肌桡侧缘，腋前纹头下4寸，或肘横纹上5寸处 | 咳嗽、气喘、干呕、烦满、臂臑痛 |
| 尺泽 | 手太阴肺经 | 在肘横纹中，肱二头肌肌腱桡侧凹陷处 | 咳嗽、气喘、咳血、潮热、胸部胀满、咽喉肿痛、小儿惊风、吐泻、肘臂挛痛 |
| 孔最 | 手太阴肺经 | 在前臂掌面桡侧，当尺泽与太渊连线上，腕横纹上7寸处 | 咳嗽、气喘、咳血、咽喉肿痛、肘臂挛病、痔疾 |
| 列缺 | 手太阴肺经 | 在前臂桡侧缘，桡骨茎突上方，腕横纹上1.5寸，当肱桡肌与拇长展肌腱之间 | 伤风、头痛、项强、咳嗽、气喘、咽喉肿痛、口眼歪斜、齿痛 |
| 经渠 | 手太阴肺经 | 在前臂掌面桡侧，桡骨茎突与桡动脉之间凹陷处，腕横纹上1寸 | 咳嗽、气喘、胸痛、咽喉肿痛、手腕痛 |
| 太渊 | 手太阴肺经 | 在腕掌侧横纹桡侧，桡动脉搏动处 | 咳嗽、气喘、咳血、胸痛、咽喉肿痛、腕臂痛、无脉症 |
| 鱼际 | 手太阴肺经 | 在手拇指本节（第1掌指关节）后凹陷处，约当第一掌骨中点桡侧，赤白肉际处 | 咳嗽、咳血、咽喉肿痛、失音、发热 |
| 少商 | 手太阴肺经 | 在手拇指末节桡侧，距指甲角0.1寸 | 咽喉肿痛、咳嗽、鼻衄、发热、昏迷、癫狂 |
| 商阳 | 手阳明大肠经 | 在食指末节桡侧，距指甲角0.1寸 | 咽喉肿痛、牙痛、热病昏迷、食指端麻木、耳聋 |
| 二间 | 手阳明大肠经 | 微握拳，在手食指本节（第二掌指关节）前，桡侧凹陷处 | 牙痛、咽喉肿痛、目赤痛、食指关节肿痛 |
| 三间 | 手阳明大肠经 | 微握拳，在手食指本节（第二掌指关节）后，桡侧凹陷处 | 目痛、齿痛、咽喉肿痛、身热、手背及手指红肿疼痛 |

（续表）

| 穴位名 | 隶属脉络 | 位置 | 主治疾病 |
|---|---|---|---|
| 合谷 | 手阳明大肠经 | 手背第一、二掌骨间，第二掌骨桡侧的中点处 | 头面一切疾患，以及恶寒、发热、热病无汗、汗出不止、胃痛、腹痛、便泌、泄泻、痢疾 |
| 阳溪 | 手阳明大肠经 | 在腕背横纹桡侧，手拇指向上翘起时，当拇短伸肌腱与拇长伸肌腱之间的凹陷中 | 前头痛、目赤肿痛、牙痛、手腕无力 |
| 偏历 | 手阳明大肠经 | 屈肘，在前臂背面桡侧，当阳溪与曲池连线上，腕横纹上3寸 | 鼻衄、耳聋、耳鸣、目赤、齿痛、咽喉肿痛、口眼歪斜、水肿、腕臂痛等 |
| 温溜 | 手阳明大肠经 | 屈肘，在前臂背面桡侧，当阳溪与曲池的连线上，腕横纹上5寸 | 五官科系统疾病，以及扁桃体炎、面神经麻痹、下腹壁肌肉痉挛、前臂疼痛 |
| 下廉 | 手阳明大肠经 | 屈肘，在前臂背面桡侧，当阳溪与曲池的连线上，肘横纹下4寸 | 网球肘、肘关节炎、腹痛、肠鸣音亢进 |
| 上廉 | 手阳明大肠经 | 屈肘，在前臂背面桡侧，当阳溪与曲池的连线上，肘横纹下3寸 | 半身不遂、肩臂酸痛、手臂麻木、腹痛、肠鸣 |
| 曲池 | 手阳明大肠经 | 在肘横纹外侧端，屈肘，当尺泽与肱骨外上髁连线中点 | 咽喉肿痛、牙痛、目赤痛、瘰疬、瘾疹、热病、上肢不遂、手臂肿痛、腹痛吐泻、高血压、癫狂 |
| 肘髎 | 手阳明大肠经 | 在臂外侧，屈肘，曲池上方1寸，当肱骨边缘处 | 肘臂酸痛、麻木、挛急 |
| 手五里 | 手阳明大肠经 | 在臂外侧，当曲池与肩髃连线上，曲池上3寸处 | 咯血、肺炎、扁桃体炎、胸膜炎、恐怖症、嗜睡、肋间神经痛、上肢疼痛 |
| 臂臑 | 手阳明大肠经 | 在臂外侧，三角肌止点处，当曲池与肩髃的连线上，曲池上7寸 | 上肢瘫痪或疼痛、肩周炎、颅顶肌肉痉挛、眼病、颈淋巴结结核、头痛 |
| 肩髃 | 手阳明大肠经 | 在肩部三角肌上，臂外展或向前平伸时，当肩峰前下方凹陷处 | 上肢不遂、肩痛不举、瘰疬、风疹 |
| 巨骨 | 手阳明大肠经 | 位于肩上，当锁骨肩峰端与肩胛冈肩峰之间凹陷处 | 肩臂挛痛不遂、瘰疬、瘿气 |

| 穴位名 | 隶属脉络 | 位置 | 主治疾病 |
|---|---|---|---|
| 天鼎 | 手阳明大肠经 | 在颈外侧部，锁骨上窝之上，扶突穴之下，胸锁乳突肌后缘，平甲状软骨上切迹与胸锁关节上缘之中点处 | 咽喉肿痛、暴喑、气梗、瘿气、瘰疬 |
| 扶突 | 手阳明大肠经 | 在颈外侧部，结喉旁，当胸锁乳突肌的前、后缘之间 | 咳嗽、气喘、咽喉肿痛、暴喑、瘰疬、瘿气 |
| 禾髎 | 手阳明大肠经 | 在上唇上外侧，当鼻孔外缘直下，上唇上1/3与中1/3的交界点 | 鼻疮息肉、鼻衄、鼻塞、鼻流清涕、口喎、口噤不开 |
| 听会 | 足少阳胆经 | 在面部，当耳屏间切迹的前方，下颌骨髁状突的后缘，张口有凹陷处 | 耳鸣、耳聋、耳内流脓、齿痛、下颌脱臼、口眼㖞斜、面痛、头痛 |
| 上关 | 足少阳胆经 | 在耳前，下关直上，当颧弓的上缘凹陷处 | 头痛、耳鸣、耳聋、聤耳、口眼㖞斜、面痛、齿痛、惊痫 |
| 颔厌 | 足少阳胆经 | 在头部鬓发上，当头维与曲鬓弧形连线的上1/4与下3/4交点处 | 头痛、眩晕、目外眦痛、齿痛、耳鸣、惊痫 |
| 悬颅 | 足少阳胆经 | 在头部鬓发上，当头维与曲鬓弧形连线的中点处 | 偏头痛、面肿、目外眦痛、齿痛 |
| 悬厘 | 足少阳胆经 | 在头部鬓发上，当头维与曲鬓弧形连线的上3/4与下1/4交点处 | 偏头痛、面肿、目外眦痛、耳鸣、上齿痛 |
| 曲鬓 | 足少阳胆经 | 在头部，当耳前鬓角发际后缘的垂线与耳尖水平线交点处 | 偏头痛、颔颊肿、牙关紧闭、呕吐、齿痛、目赤肿痛、项强不得顾 |
| 率谷 | 足少阳胆经 | 在头部，当耳尖直上入发际1.5寸，角孙直上方 | 头痛、眩晕、呕吐、小儿惊风 |
| 天冲 | 足少阳胆经 | 在头部，当耳根后缘直上入发际2寸，率谷后0.5寸 | 头痛、齿龈肿痛、癫痫、惊恐、瘿气 |
| 浮白 | 足少阳胆经 | 在头部，当耳后乳突的后上方，天冲与完骨的弧形连线的中1/3与上1/3交点处 | 头痛、颈项强痛、耳鸣、耳聋、齿痛、瘰疬、瘿气、臂痛不举、足痿不行 |
| 头窍阴 | 足少阳胆经 | 在头部，当耳后乳突的后上方，天冲与完骨的弧形连线的中1/3与下1/3交点处 | 头痛、眩晕、颈项强痛、胸胁痛、口苦、耳鸣、耳聋、耳痛 |

（续表）

| 穴位名 | 隶属脉络 | 位置 | 主治疾病 |
|---|---|---|---|
| 完骨 | 足少阳胆经 | 在头部，当耳后乳突的后下方凹陷处 | 头痛、颈项强痛、颊肿、喉痹、龋齿、口眼歪斜、癫痫、疟疾 |
| 本神 | 足少阳胆经 | 在头部，当前发际上0.5寸，神庭旁开3寸，神庭与头维连线的内2/3与外1/3交点处 | 头痛、目眩、癫痫、小儿惊风、颈项强痛、胸胁痛、半身不遂 |
| 阳白 | 足少阳胆经 | 在前额部，当瞳孔直上，眉上1寸 | 头痛、目眩、目痛、目外眦疼痛、雀目 |
| 头临泣 | 足少阳胆经 | 在头部，当瞳孔直上入前发际0.5寸，神庭与头维连线的中点处 | 头痛、目眩、目赤痛、流泪、目翳、鼻塞、鼻渊、耳聋、小儿惊痫、热病 |
| 目窗 | 足少阳胆经 | 在头部，当前发际上1.5寸，头正中线旁开2.25寸 | 头痛、目眩、目赤肿痛、远视、近视、面目浮肿、上齿龋肿、小儿惊痫 |
| 正营 | 足少阳胆经 | 在头部，当前发际上2.5寸，头正中线旁开2.25寸 | 头痛、头晕、目眩、唇吻强急、齿痛 |
| 承灵 | 足少阳胆经 | 在头部，当前发际上4寸，头正中线旁开2.25寸 | 头晕、眩晕、目痛、鼻渊、鼻出血、鼻塞、多涕 |
| 脑空 | 足少阳胆经 | 在头部，当枕外隆凸的上缘外侧，头正中线旁开2.25寸，平脑户 | 头痛、颈项强痛、目眩、目赤肿痛、鼻痛、耳聋、癫痫、惊悸、热病 |
| 风池 | 足少阳胆经 | 在项部，当枕骨之下，与风府相平，胸锁乳突肌与斜方肌上端之间的凹陷处 | 头痛、眩晕、颈项强痛、目赤痛、流泪、鼻渊、鼻衄、耳聋、气闭、中风、口眼歪斜、疟疾、热病、感冒、瘿气 |
| 渊腋 | 足少阳胆经 | 在侧胸部，举臂，当腋中线上，腋下3寸，第四肋间隙中 | 胸满、肋痛、腋下肿、臂痛不举 |
| 辄筋 | 足少阳胆经 | 在侧胸部，渊腋前1寸，平乳头，第四肋间隙中 | 胸肋痛、喘息、呕吐、吞酸、腋肿、肩臂痛 |
| 日月 | 足少阳胆经 | 在上腹部，当乳头直下，第七肋间隙，前正中线旁开4寸 | 胁肋疼痛、胀满、呕吐、吞酸、呃逆、黄疸 |
| 居髎 | 足少阳胆经 | 在髋部，当髂前上棘与股骨大转子最凸点连线的中点处 | 腰腿痹痛、瘫痪、足痿、疝气 |

| 穴位名 | 隶属脉络 | 位置 | 主治疾病 |
|---|---|---|---|
| 会阴 | 任脉 | 在会阴部，男性当阴囊根部与肛门连线的中点，女性当大阴唇后联合与肛门连线的中点 | 小便不利、遗尿、遗精等生殖系统疾病 |
| 曲骨 | 任脉 | 在下腹部，当前正中线上，耻骨联合上缘的中点处 | 少腹胀满、小便淋沥、遗尿、疝气、遗精阳痿、阴囊湿痒、月经不调、赤白带下、痛经 |
| 中极 | 任脉 | 在下腹部，前正中线上，当脐中下4寸 | 生殖器疾病及泌尿疾病，如尿频、尿急、生理病、生理不顺、精力不济、冷感症等 |
| 关元 | 任脉 | 在下腹部，前正中线上，当脐中下3寸 | 泌尿、生殖器疾病以及神经衰弱等疾病。如下消化道出血、尿道炎、盆腔炎、肠炎、肠粘连、小儿单纯性消化不良 |
| 石门 | 任脉 | 位于腹正中线，脐下2寸 | 腹痛、疝气、月经不调、痛经、经闭、泄泻、痢疾、遗尿、尿闭，以及功能性子宫出血、尿潴留、高血压等 |
| 气海 | 任脉 | 在下腹部，前正中线上，当脐中下1.5寸 | 妇科病、腰痛、食欲不振、夜尿症、儿童发育不良等 |
| 阴交 | 任脉 | 在下腹部，前正中线上，当脐中下1寸 | 绕脐冷痛、腹满水肿、泄泻、疝气、阴痒、小便不利、血崩、带下、产后恶露不止、小儿陷囟、腰膝拘挛 |
| 神阙 | 任脉 | 在腹中部，脐中央 | 中风虚脱、四肢厥冷、尸厥、风痫、形惫体乏、绕脐腹痛、水肿鼓胀、脱肛、泄利、便秘、小便不禁、五淋、妇女不孕 |
| 水分 | 任脉 | 在上腹部，前正中线上，当脐中上1寸 | 腹泻、水肿、腹积水等 |
| 下脘 | 任脉 | 在上腹部，前正中线上，当脐中上2寸 | 胃痛、腹胀、呕吐、反胃、肠鸣、泄泻，以及消化不良、胃炎等 |
| 建里 | 任脉 | 在上腹部，前正中线上，当脐中上3寸 | 胃脘疼痛、腹胀、呕吐、食欲不振、肠中切痛、水肿 |

（续表）

| 穴位名 | 隶属脉络 | 位置 | 主治疾病 |
|---|---|---|---|
| 中脘 | 任脉 | 在上腹部，前正中线上，当脐中上4寸 | 胃痛、腹痛、腹胀、呕逆、反胃、饮食不化、肠鸣、泄泻、便秘、便血、胁下坚痛、喘息不止、失眠、脏躁、癫痫、尸厥、胃炎、胃溃疡、胃扩张、子宫脱垂、荨麻疹、食物中毒 |
| 上脘 | 任脉 | 在上腹部，前正中线上，当脐中上5寸 | 胃脘疼痛、腹胀、呕吐、呃逆、纳呆、饮食不化、黄疸、泄利、虚劳吐血、咳嗽痰多、癫痫 |
| 巨阙 | 任脉 | 在上腹部，前正中线上，当脐中上6寸 | 胃肠疾病，以及胸痛、心痛、心烦、惊悸、尸厥、癫狂、痫证、健忘、胸满气短、咳逆上气、腹胀暴痛、呕吐、呃逆、噎膈、黄疸等 |
| 鸠尾 | 任脉 | 在上腹部，前正中线上，当胸剑结合部下1寸 | 心痛、惊痫、心腹胀满、胸中满痛、腹皮痛、咳逆数噫、喘息、水浆不下、癫、狂、痫 |
| 中庭 | 任脉 | 在胸部，当前正中线上，平第五肋间，即胸剑结合部 | 胸肋支满、胸腹胀满、噎膈、呕吐、心痛、梅核气、小儿吐乳、食管炎、食管狭窄、贲门痉挛等 |
| 膻中 | 任脉 | 在胸部，当前正中线上，平第四肋间，两乳头连线的中点 | 咳嗽、气喘、咯唾脓血、胸痹心痛、心悸、心烦、噎膈、膨胀、胸部疼痛、腹部疼痛、呼吸困难、呃逆、乳腺炎、缺乳症、喘咳病等 |
| 玉堂 | 任脉 | 在胸部，当前正中线上，平第三肋间 | 膺胸疼痛、咳嗽、气短、喘息、喉痹咽肿、呕吐寒痰、两乳肿痛 |
| 紫宫 | 任脉 | 在胸部，当前正中线上，平第二肋间 | 咳嗽气喘、胸胁支满、胸膺疼痛、心烦、喉痹咽塞、吐血、呕吐痰涎、饮食不下、支气管炎、胸膜炎、肺结核 |
| 华盖 | 任脉 | 在胸部，当前正中线上，平第一肋间 | 咳嗽、气喘、胸痛、胁肋痛、喉痹、咽肿 |
| 璇玑 | 任脉 | 在胸部，当前正中线上，天突下1寸 | 咳嗽、气喘、胸满痛、喉痹咽肿、胃中有积 |

| 穴位名 | 隶属脉络 | 位置 | 主治疾病 |
|---|---|---|---|
| 天突 | 任脉 | 在颈部，当前正中线上，胸骨上窝中央 | 咳嗽、哮喘、胸中气逆、咯唾脓血、咽喉肿痛、舌下急、暴喑、瘿气、噎膈 |
| 廉泉 | 任脉 | 在颈部，当前正中线上，结喉上方，舌骨上缘凹陷处 | 舌强不语、舌缓流涎、舌下肿、哑、暴喑 |
| 承浆 | 任脉 | 在面部，当颏唇沟的正中凹陷处 | 口眼歪斜、唇紧、面肿、齿痛、齿龋、龈肿、流涎、口舌生疮、暴喑不言、消渴嗜饮、小便不禁、癫痫 |
| 长强 | 督脉 | 在尾骨下，当尾骨端与肛门连线的中点处 | 便血、痔疮、脱肛、泄泻、便秘、腰脊痛、小儿惊风、尾骶骨痛、痫证 |
| 腰俞 | 督脉 | 在骶部，当后正中线上，适对骶管裂孔 | 腰脊强痛、腹泻、便秘、痔疾、脱肛、便血、癫痫、淋浊、月经不调、下肢痿痹 |
| 腰阳关 | 督脉 | 在腰部，当后正中线上，第四腰椎棘突下凹陷中 | 腰骶疼痛、下肢麻痹、月经不调、带下、遗精、阳痿等 |
| 命门 | 督脉 | 在腰部，当后正中线上第二、第三腰椎棘突间 | 肾脏疾病及腰痛、夜啼哭、精力减退、疲劳感、老人斑、青春痘等 |
| 悬枢 | 督脉 | 在腰部，当后正中线上，第一腰椎棘突下凹陷中 | 腰痛、腹痛、泄泻、痢疾、脱肛等 |
| 脊中 | 督脉 | 在背部，当后正中线上，第十一胸椎棘突下凹陷中 | 腰脊强痛、黄疸、腹泻、痔疮、脱肛、癫痫等 |
| 中枢 | 督脉 | 在背部，当后正中线上，第十胸椎棘突下凹陷中 | 黄疸、呕吐、腹满、胃痛、食欲不振、腰背痛 |
| 筋缩 | 督脉 | 在背部，当后正中线上，第九胸椎棘突下凹陷中 | 胃痛、脊强、瘈疭、腰背痛、癫痫及肝炎、胆囊炎等 |
| 至阳 | 督脉 | 在背部，当后正中线上，第七胸椎棘突下凹陷中 | 胸胁胀痛、脊强、腰背疼痛、黄疸、胆囊炎、胆道蛔虫症、胃肠炎、肋间神经痛 |
| 灵台 | 督脉 | 在背部，当后正中线上，第六胸椎棘突下凹陷中 | 咳嗽、气喘、项强、脊痛、身热、疔疮 |

（续表）

| 穴位名 | 隶属脉络 | 位置 | 主治疾病 |
|---|---|---|---|
| 神道 | 督脉 | 在背部，当后正中线上，第五胸椎棘突下凹陷中 | 心痛、惊悸、怔忡、失眠健忘、中风不语、癫痫、腰脊强、肩背痛、咳嗽、气喘 |
| 身柱 | 督脉 | 在背部，当后正中线上，第三胸椎棘突下凹陷中 | 咳嗽、喘息、脊背强痛、癫狂、小儿风痫 |
| 陶道 | 督脉 | 在背部，当后正中线上，第一胸椎棘突下凹陷中 | 头痛项强、恶寒发热、咳嗽、气喘、骨蒸潮热、胸痛、脊背酸痛、疟疾、癫狂、角弓反张等 |
| 大椎 | 督脉 | 在后正中线上，第七颈椎椎棘突下凹陷中 | 外感病症、骨蒸潮热、癫狂痫等神志病，项强，脊痛，风疹，痤疮 |
| 哑门 | 督脉 | 在项部，当后发际正中上0.5寸，第一颈椎下 | 舌缓不语、音哑、头重、头痛，颈项强急、脊强反折、中风尸厥、癫狂、痫证、癔病、衄血、重舌、呕吐 |
| 风府 | 督脉 | 在项部，当后发际正中直上1寸，枕外隆凸直下，两侧斜方肌之间的凹陷中 | 头痛、项强、眩晕、咽喉肿痛、失音、癫狂、中风 |
| 脑户 | 督脉 | 在头部，后发际正中直上2.5寸，风府穴上1.5寸，枕外隆凸的上缘凹陷处 | 头重、头痛、面赤、目黄、眩晕、面痛、音哑、项强、癫狂痫证、舌本出血、瘿瘤 |
| 强间 | 督脉 | 在头部，当后发际正中直上4寸 | 头痛、目眩、烦心、失眠、癫狂、颈项强痛等 |
| 后顶 | 督脉 | 在头部，当后发际正中直上5.5寸 | 脱发、健忘、失眠、癔病、精神分裂症 |
| 百会 | 督脉 | 位于头部，当前发际正中直上5寸，或两耳尖连线中点处 | 头痛、眩晕、休克、高血压、脱肛等 |
| 前顶 | 督脉 | 在头部，当前发际正中直上3.5寸 | 癫痫、头晕、目眩、头项痛、鼻渊、目赤肿痛、小儿惊风 |
| 囟会 | 督脉 | 在头部，当前发际正中直上2寸 | 头痛、眩晕、鼻塞、鼻出血、小儿惊风 |
| 上星 | 督脉 | 在头部，当前发际正中直上1寸 | 头痛、眩晕、目赤肿痛、面赤肿、鼻渊、鼻出血、鼻痔、鼻痛、癫狂、痫证、小儿惊风、疟疾、热病 |

| 穴位名 | 隶属脉络 | 位置 | 主治疾病 |
|---|---|---|---|
| 神庭 | 督脉 | 在头部，当前发际正中直上0.5寸 | 痫证、惊悸、失眠、头痛、头晕目眩、鼻渊、鼻衄、流泪、目赤肿痛、目翳、雀目、吐舌、角弓反张、癫狂、泪囊炎、结膜炎、鼻炎、神经官能症、记忆力减退、精神分裂症 |
| 素髎 | 督脉 | 在人体的面部，当鼻尖的正中央 | 鼻塞、鼻出血、鼻流清涕、鼻内息肉、鼻渊、酒糟鼻、惊厥、昏迷、新生儿窒息 |
| 水沟 | 督脉 | 在面部，当人中沟的上三分之一与中三分之一交点处 | 休克、中暑、腰痛、落枕、癫痫、面部肿痛 |
| 兑端 | 督脉 | 在面部，当上唇的尖端，人中沟下端的皮肤与唇的移行部 | 昏迷、晕厥、癫狂、癔病、消渴嗜饮、口疮臭秽、齿痛、口噤、鼻塞 |
| 龈交 | 督脉 | 在上唇内，唇系带与上齿龈的相接处 | 齿龈肿痛、口臭、齿衄、处鼻渊、面赤颊肿、唇吻强急、面部疮癣、两腮生疮、癫狂、项强 |
| 气冲 | 冲脉 | 在腹股沟稍上方，当脐中下5寸，距前正中线2寸 | 疝气、偏坠、睾丸肿痛、小便淋漓、月经不调、带下、难产、遗精、阳痿 |
| 横骨 | 冲脉 | 在下腹部，当脐中下5寸，前正中线旁开0.5寸 | 阴部痛、少腹痛、遗精、阳痿、遗尿、小便不通、疝气、尿道炎、膀胱炎、睾丸炎、附件炎、尿潴留、盆腔炎、子宫内膜炎 |
| 大赫 | 冲脉 | 在下腹部，当脐中下4寸，前正中线旁开0.5寸 | 阴部痛、子宫脱垂、遗精、带下、月经不调、痛经、不孕、泄泻、痢疾、阳痿、早泄，以及膀胱疾病 |
| 气穴 | 冲脉 | 在下腹部，当脐中下3寸，前正中线旁开0.5寸 | 月经不调、白带、小便不通、泄泻、痢疾、腰脊痛、阳痿、生理不顺、腰部疼痛、冷感症 |
| 四满 | 冲脉 | 在下腹部，当脐中下2寸，前正中线旁开0.5寸 | 月经不调、崩漏、带下、不孕、产后恶露不净、小腹痛、遗精、遗尿、疝气、便秘、水肿 |

（续表）

| 穴位名 | 隶属脉络 | 位置 | 主治疾病 |
|---|---|---|---|
| 中注 | 冲脉 | 在下腹部，当脐中下1寸，前正中线旁开0.5寸 | 月经不调、腰腹疼痛、大便燥结、泄泻、痢疾 |
| 肓俞 | 冲脉 | 在腹中部，当脐中旁开0.5寸 | 腹痛绕脐、呕吐、腹胀、痢疾、泄泻、便秘、疝气、月经不调、腰脊痛 |
| 商曲 | 冲脉 | 在上腹部，当脐中上2寸，前正中线旁开0.5寸 | 腹痛、泄泻、便秘、腹中积聚 |
| 石关 | 冲脉 | 在上腹部，当脐中上3寸，前正中线旁开0.5寸 | 呕吐、腹痛、便秘、产后腹痛、妇人不孕 |
| 阴都 | 冲脉 | 在上腹部，当脐中上4寸，前正中线旁开0.5寸 | 腹胀、肠鸣、腹痛、便秘、妇人不孕、胸胁满、疟疾 |
| 腹通谷 | 冲脉 | 在上腹部，当脐中上5寸，前正中线旁开0.5寸 | 腹痛、腹胀、呕吐、心痛、心悸、胸痛、暴喑 |
| 幽门 | 冲脉 | 在上腹部，当脐中上6寸，前正中线旁开0.5寸 | 腹痛、呕吐、善哕、消化不良、泄泻、痢疾 |
| 带脉 | 带脉 | 在侧腹部，章门下1.8寸，当第十一肋骨游离端下方垂线与脐水平线的交点上 | 月经不调、闭经、赤白带下、腹痛、疝气、腰胁痛 |
| 五枢 | 带脉 | 在侧腹部，当髂前上棘的前方，横平脐下3寸处 | 赤白带下、腰胯痛、少腹痛、疝气、便秘 |
| 维道 | 带脉 | 在侧腹部，当髂前上棘的前下方，五枢前下0.5寸 | 少腹痛、腰胯痛、疝气、带下，及子宫脱垂、盆腔炎等 |
| 金门 | 足太阳经阳维脉 | 位于足外侧部，当外踝前缘直下，骰骨下缘处 | 头痛、癫痫、小儿惊风、腰痛、下肢痿痹、外踝痛 |
| 阳交 | 阳维脉 | 位于小腿外侧，当外踝尖上7寸，腓骨后缘 | 胸胁胀满疼痛、面肿、惊狂、癫疾、瘈疭、膝股痛、下肢痿痹 |
| 臑俞 | 阳维脉 | 在肩部，当腋后纹头直上，肩胛冈下缘凹陷中 | 肩臂疼痛、瘰疬 |
| 天髎 | 阳维脉 | 在肩胛部，肩井与曲垣的中间，当肩胛骨上角处 | 肩臂痛、颈项强痛、胸中烦满 |
| 肩井 | 足少阳胆经阳维脉 | 在肩上，前直乳中，当大椎与肩峰端连线的中点，即乳头正上方与肩线交接处 | 肩酸痛、头酸痛、头重脚轻、眼睛疲劳、耳鸣、高血压、落枕等 |

| 穴位名 | 隶属脉络 | 位置 | 主治疾病 |
|---|---|---|---|
| 头维 | 足阳明胃经 阳维脉 | 在头侧部，当额角发际上0.5寸，头正中线旁4.5寸 | 头痛、目眩、口痛、流泪、眼睑动 |
| 照海 | 阴跷脉 | 在足内侧，内踝尖下方凹陷处 | 咽喉干燥、痫证、失眠、嗜卧、惊恐不宁、目赤肿痛、月经不调、痛经、赤白带下、阴挺、阴痒、疝气、小便频数、不寐、脚气 |
| 交信 | 阴跷脉 | 小腿内侧，当太溪直上2寸，复溜前0.5寸，胫骨内侧缘的后方 | 月经不调、崩漏、阴挺、泄泻、大便难、睾丸肿痛、五淋、疝气、阴痒、泻痢赤白、膝股内廉痛 |
| 睛明 | 足太阳膀胱经 阴跷脉 | 在面部，目内眦角稍上方凹陷处 | 目赤肿痛、迎风流泪、内外翳障、雀目、青盲、色盲、近视，及急、慢性结膜炎、泪囊炎、角膜炎、电光性眼炎、视神经炎 |
| 四神聪 | 经外奇穴 | 在头顶部，当百会前后左右各1寸，共4穴 | 头痛、眩晕、失眠、健忘、癫痫等神志病症 |
| 当阳 | 经外奇穴 | 在头前部当瞳孔直上，前发际上1寸 | 偏、正头痛，神经性头痛，眩晕，目赤肿痛，鼻炎 |
| 印堂 | 经外奇穴 | 在额部，当两眉头之中间 | 头痛、眩晕、鼻炎、鼻渊、鼻衄、目赤肿痛、小儿惊风、失眠、面神经麻痹、三叉神经痛、高血压、神经衰弱 |
| 鱼腰 | 经外奇穴 | 在额部，瞳孔直上，眉毛中 | 目赤肿痛、眼睑跳动、眼睑下垂、目翳、近视、急性结膜炎、面神经麻痹、三叉神经痛、眉棱骨痛、口眼歪斜 |
| 太阳 | 经外奇穴 | 在耳廓前面，前额两侧，外眼角延长线的上方 | 头痛、偏头痛、眼睛疲劳、牙痛等 |
| 耳尖 | 经外奇穴 | 在耳廓的上方，当折耳向前，耳郭上方的尖端处 | 目赤肿痛、急性结膜炎、角膜炎 |
| 球后 | 经外奇穴 | 在面部，当眶下缘外1/4与内3/4交界处 | 视神经萎缩、视神经炎、视网膜色素变性、视网膜动脉或静脉阻塞、中心性视网膜病变、色觉异常、近视、青光眼、早期白内障、玻璃体混浊、内斜视等 |

（续表）

| 穴位名 | 隶属脉络 | 位置 | 主治疾病 |
|---|---|---|---|
| 上迎香 | 经外奇穴 | 在面部，当鼻翼软骨与鼻甲的交界处，近鼻唇沟上端处 | 单纯性鼻炎、过敏性鼻炎、肥大性鼻炎、萎缩性鼻炎、鼻旁窦炎、鼻衄、鼻息肉、嗅觉功能障碍；慢性结膜炎、烂眼弦、暴发火眼、迎风流泪、泪囊炎；感冒、头痛、鼻塞、口眼歪斜、头面疔疮 |
| 内迎香 | 经外奇穴 | 在鼻孔内，当鼻翼软骨与鼻甲交界的黏膜处 | 目赤肿痛、鼻疾、喉痹、热病、中暑、眩晕 |
| 聚泉 | 经外奇穴 | 在口腔内，当舌背正中缝的中点处 | 舌强、舌缓、舌肌麻痹、味觉减退，食不知味、久咳不愈、支气管哮喘、消渴 |
| 海泉 | 经外奇穴 | 位于口腔内，当舌下系带中点处 | 舌缓不收、重舌肿胀、喉痹、高热、单乳蛾、呕吐、呃逆、腹泻、腹痛、消渴 |
| 金津 | 经外奇穴 | 在口腔内，当舌下系带左侧的静脉上 | 急性扁挑体炎、口腔溃疡、舌炎、咽炎、消渴 |
| 玉液 | 经外奇穴 | 在口腔内，当舌下系带右侧的静脉上 | 口疮、舌强、舌肿、呕吐、消渴 |
| 翳明 | 经外奇穴 | 在项部，当翳风后1寸 | 头痛、眩晕、耳鸣、失眠，近视、远视、雀目、青盲、早期白内障等目疾 |
| 颈百劳 | 经外奇穴 | 在项部，当大椎直上2寸，后正中线旁开1寸 | 咳嗽、哮喘、肺结核、颈项强痛、角弓反张 |
| 子宫 | 经外奇穴 | 在下腹部，当脐中下4寸，中极旁开3寸 | 子宫下垂、月经不调、痛经、功能性子宫出血、子宫内膜炎 |
| 定喘 | 经外奇穴 | 在背部，在第七颈椎棘突下，旁开0.5寸 | 哮喘、咳嗽、落枕、肩背痛、上肢疼痛不举 |
| 夹脊 | 经外奇穴 | 在背腰部，当第一胸椎至第五腰椎棘突下两侧，后正中线旁开0.5寸，一侧17穴 | 上胸部穴位治疗心肺、上肢疾病，下胸部位治疗胃肠疾病，腰部的穴位治疗腰、腹及下肢疾病 |
| 胃脘下俞 | 经外奇穴 | 在背部，当第八胸椎棘突下，旁开1.5寸 | 胃痛、腹痛、胸胁痛、咳嗽、咽干、呕吐、胰腺炎、糖尿病 |

| 穴位名 | 隶属脉络 | 位置 | 主治疾病 |
|---|---|---|---|
| 痞根 | 经外奇穴 | 在腰部，当第一腰椎棘突下，旁开3.5寸 | 胃痛、胃痉挛、胃炎、胃扩张、肝炎、肝脾肿大、反胃、腹中痞块、腰肌劳损、肾下垂、腰痛、疝痛、咳逆、肠炎、便秘 |
| 腰宜 | 经外奇穴 | 在腰部，当第四腰椎棘突下，旁开3寸 | 腰部软组织损伤、腰痛、妇人血崩、脊柱肌痉挛 |
| 下极俞 | 经外奇穴 | 在腰部，当后正中线上，第三腰椎棘突下 | 腰酸腰痛、下肢酸痛、肠炎、腹痛泄泻、小腹冷痛、澼饮注下、膀胱炎、小便不利、遗尿 |
| 腰眼 | 经外奇穴 | 在腰部，当第四腰椎棘突下，旁开约3.5寸凹陷中 | 腰痛、月经不调、带下 |
| 十七椎 | 经外奇穴 | 在腰部，当后正中线上，第五腰椎棘突下 | 腰骶痛、腰腿痛、下肢瘫痪、崩漏、痛经、月经不调、遗尿等 |
| 腰奇 | 经外奇穴 | 在骶部，当尾骨端直上2寸，骶角之间的凹陷中 | 癫痫、头痛、失眠、便秘 |
| 肘尖 | 经外奇穴 | 在肘后部，当尺骨鹰嘴的尖端，三焦经天井穴下1寸处 | 淋巴结核、痈疽、疔疮、肠痈、霍乱 |
| 二白 | 经外奇穴 | 在前臂掌侧，腕横纹上4寸，桡侧腕屈肌腱的两侧，一侧二穴 | 痔漏、痔疮、肛裂下血、脱肛、里急后重、前臂痛、胸胁痛 |
| 中泉 | 经外奇穴 | 在腕背侧横纹中，当指总伸肌腱桡侧的凹陷处 | 胸胁胀满、目白翳、呕吐、唾血、心痛、胃痛、喘咳 |
| 中魁 | 经外奇穴 | 在中指背侧近侧指间关节的中点处 | 噎膈、呕吐、食欲不振、呃逆 |
| 大骨空 | 经外奇穴 | 在拇指背侧，指间关节的中点处 | 眼病、胃肠炎、鼻出血 |
| 小骨空 | 经外奇穴 | 在小指背侧近侧指间关节的中点处 | 目赤肿痛、目翳、烂眩风眼、冷泪长流、喉痛、耳聋、指关节痛 |
| 腰痛点 | 经外奇穴 | 在手背侧，当第二、三掌骨及第四、五掌骨之间，当腕横纹与掌指关节中点处 | 急性腰扭伤 |
| 外劳宫 | 经外奇穴 | 在手背侧，第二、三掌骨之间，掌指关节后0.5寸 | 落枕、五谷不消、腹痛泄泻、掌指麻痹、五指不能屈伸、小儿脐风、手背红肿发痛 |

**图书在版编目（CIP）数据**

名医教你做孩子最好的按摩师 / 温玉波，成泽东主
编；健康养生堂编委会编著 . -- 南京：江苏科学技术
出版社，2014.4

（含章·名医话健康系列）

ISBN 978-7-5537-2711-0

Ⅰ . ①名… Ⅱ . ①温… ②成… ③健… Ⅲ . ①小儿疾
病－按摩疗法（中医）Ⅳ . ① R244.1

中国版本图书馆 CIP 数据核字 (2013) 第 321249 号

**名医教你做孩子最好的按摩师**

| | | |
|---|---|---|
| 主　　　编 | 温玉波　　成泽东 | |
| 编　　　著 | 健康养生堂编委会 | |
| 责 任 编 辑 | 樊　明　　葛　昀 | |
| 责 任 监 制 | 曹叶平　　周雅婷 | |

| | |
|---|---|
| 出 版 发 行 | 凤凰出版传媒股份有限公司 |
| | 江苏科学技术出版社 |
| 出版社地址 | 南京市湖南路 1 号 A 楼，邮编：210009 |
| 出版社网址 | http://www.pspress.cn |
| 经　　　销 | 凤凰出版传媒股份有限公司 |
| 印　　　刷 | 北京鑫海达印刷有限公司 |

| | |
|---|---|
| 开　　　本 | 718mm×1000mm　1/16 |
| 印　　　张 | 16 |
| 字　　　数 | 280千字 |
| 版　　　次 | 2014年4月第1版 |
| 印　　　次 | 2014年4月第1次印刷 |

| | |
|---|---|
| 标 准 书 号 | ISBN 978-7-5537-2711-0 |
| 定　　　价 | 45.00元 |

图书如有印装质量问题，可随时向我社出版科调换。